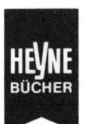

Ingrid Kraaz von Rohr

GANZHEITLICH GESUND

Von A wie Allergie bis Z wie Zahnschmerzen

Aktualisierte Ausgabe

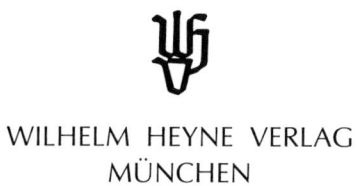

WILHELM HEYNE VERLAG
MÜNCHEN

HEYNE RATGEBER
08/5163

Copyright © 1993 Wilhelm Heyne Verlag GmbH & Co. KG, München
Dieser Titel erschien im Wilhelm Heyne Verlag
bereits unter der Bandnummer 08/9611
Printed in Germany 1997
Umschlaggestaltung: Atelier Adolf Bachmann, Reischach
Umschlagabbildung: Tony Stone Bilderwelten, München
Gesamtherstellung: RMO Druck, München

ISBN 3-453-13256-4

Hinweis: Die Lektüre dieses Buches ersetzt nicht den sachkundigen Rat, die fachlich fundierte Diagnose und die individuell angemessene Behandlung von Krankheiten.

Dieses Buch dient dem besseren Verständnis von Gesundheit und Krankheit und deren geistigen Hintergründen sowie der Information über eine Vielzahl von Therapiemöglichkeiten. Nach geltendem Recht hat jeder Mensch einen Anspruch auf Selbstbehandlung, wenn er dies wünscht.

Die Autorin hält jedoch im Krankheitsfall eine fundierte naturheilkundlich-medizinische Beratung und Behandlung durch einen seriös geschulten und staatlich zugelassenen Heilpraktiker(in) oder einen naturheilkundigen Arzt für geboten. Eine Garantie für die Wirksamkeit und Unbedenklichkeit im Einzelfall der in diesem Buch vorgestellten Informationen können weder die Autorin noch der Verlag übernehmen.

Inhaltsverzeichnis

Teil IV — Therapie nach Stichworten

Mein Dank gilt allen Begegnungen und Ereignissen — fröhlichen und traurigen —, die mich befähigt haben, auf dem Weg der Wahrheitssuche zu bleiben und meiner geistigen Führung zu vertrauen.

Ingrid Kraaz von Rohr

»Allein die Liebe kann den Abgrund überbrücken,
das Endliche mit dem Unendlichen,
das Sterbliche mit dem Unsterblichen und
das Relative mit dem Absoluten verbinden.«

Sant Kirpal Singh

Einführung

Glaube, Liebe, Licht und Natur...

...das sind die Elemente, die uns den Schlüssel liefern für harmonisches Leben in Gesundheit und Wohlbefinden. Auf diesen vier Säulen basieren die mehr als zehntausend Jahre alten Erfahrungen der Naturheilkunde, die deshalb auch Erfahrungsheilkunde genannt wird. Immer mehr Patienten, Therapeuten, Heiler und Ärzte wenden sich heute wieder diesen uralten Heilweisen zu. Besonders den deutschen Heilpraktikern und den internationalen Homöopathen ist es zu verdanken, daß dieses unersetzbare Wissen heute noch, und zwar mehr denn je, angewandt wird.

Wer im vorliegenden Buch die tieferliegenden Ursachen und Zusammenhänge seiner psychischen und physischen Leiden entdeckt und wiedererkennt, tut gut daran, darüber mit seinem Behandler zu sprechen. Heilpraktiker und neuerdings auch Ärzte sind heutzutage bereit, die Eingleisigkeit von Behandlungsmethoden zu Gunsten einer komplementären Medizin aufzugeben.

Wer weiteren Rat sucht oder auf dem Sektor Fortbildung Informationen wünscht, findet im Anhang des Buches Literaturhinweise und Angaben über Veranstalter im Rahmen der Internationalen Akademie für natürliche Komplementär-Medizin.

Vorwort

Am Anfang war das Wort. So begann die Schöpfung, und so findet sie auch heute noch statt. Jedes unserer Worte, gedacht oder gesprochen, ist ein Schöpfungswort. Der Mensch, als das Bild Gottes, ist Geschöpf und Schöpfer zugleich. Er hat die Macht, durch Gedanken und Worte, sein Leben positiv oder negativ zu gestalten; sein Schicksal ist das Ergebnis der Richtung, die er seinen Gedanken gibt.

Wir sind vollkommen frei, an diese Wahrheit zu glauben oder auch nicht. Gelingt es uns, der göttlichen Schöpferkraft, die wir mit auf den Weg bekommen haben, vorbehaltlos zu vertrauen, haben wir das Geheimnis des Lebens und der Liebe entschlüsselt. Wenn wir — anstatt unsere eigene Macht zu fürchten — diese in Dankbarkeit annehmen und mit Liebe anwenden, bewirken wir Harmonie und Heilung in uns und der Welt; denn alles ist mit allem verbunden.

Ich wünsche allen, die dieses Buch lesen, daß sie den Schlüssel zu ihrer eigenen inneren Wahrheit finden mögen.

Teil I

Die geistige Wirklichkeit
ist die primäre Wirklichkeit

Viele Menschen scheinen anzunehmen, unser Körper sei ein Apparat, der vom ersten bis zum letzten Augenblick seiner Existenz ständig durch äußere Maßnahmen repariert werden müsse und ohne unentwegte Zufuhr von Medikamenten nicht funktionieren könne. Sie halten den menschlichen Körper offenbar für eine Fehlschöpfung.

Diese rein materielle Betrachtungsweise muß automatisch zu einer Fixierung auf Gefühle der Angst und des Ausgeliefertseins führen; und − wie der Volksmund weiß − der Mensch zieht genau das an, was er glaubt, vorwiegend denkt, fürchtet und erwartet. Also ein Teufelskreis? Ja, aber nur dann, wenn wir glauben, dies sei unser Schicksal, und wir müßten uns damit abfinden.

In Wahrheit können wir diesen Kreis verlassen, wann immer wir wollen; er ist nichts als eine Vorstellung, die auf dem Gedanken basiert, wir seien den Gesetzen der Materie total unterworfen. Diese Vorstellung sollten wir schleunigst ablegen, denn sie ist hoffnungslos veraltet. Wie die großen Physiker unseres Jahrhunderts entdeckt und bewiesen haben, existiert nämlich Materie in dem Sinne, wie wir sie uns vorstellen, nicht.

Was wir für feste Substanz gehalten hatten, ist mit Hilfe modernster Technologie als verdichtete Energie (sprich Geist) identifiziert worden. Noch dazu haben Physiker zu ihrem eigenen Erstaunen experimentell nachgewiesen, daß auch bei exakt durchgeführten physikalischen Versuchen − man höre und staune − die Vorstellungen und Erwartungen des jeweiligen Forschers die Versuchsergebnisse entscheidend beeinflussen. Mit diesen revolutionären Erkenntnissen wird seit Jahren in Medizin und Psychologie gearbeitet.

Eines ist sicher: An diesem Punkt sind Wissenschaftler und Weise einander begegnet. Physiker scheuen sich nicht, anzuerkennen, daß die geistige Wirklichkeit die primäre Wirklichkeit ist. Die Wiederentdeckung dieser universellen Wahrheit zieht weite Kreise; das wissenschaftlich bestätigte uralte Wissen breitet sich aus und wird von immer mehr Menschen der westlichen Industrienationen (wo es beinahe vollständig verlorengegangen war) wiedererkannt, akzeptiert und angewandt. Die Folge ist, daß die auf dieser Wahrheit beruhende Sichtweise wieder die Basis unseres Denkens und Handelns sein kann, wenn es darum geht, den Menschen ganzheitlich zu heilen.

Wir wissen wieder, daß unser Körper zu Materie verdichteter Geist ist, entwickelt und geformt durch Gedanken, die wir in dieser und in vorangegangenen Inkarnationen gedacht haben. Der Körper ist Ausdruck unserer Seele, Gedanken und Gefühle, die sich durch ihn manifestieren. Und wenn wir einmal begriffen haben, daß Zustände wie Angst, Haß, Groll, Mißtrauen und Rachsucht sich als Symptome in unserem Körper bemerkbar machen, dann erkennen wir, welch grundlegende Rolle unsere Gedanken- und Gefühlswelt für die Gesundheit unseres Körpers spielt.

Wir selbst sind Schöpfer unseres Körpers, der wie ein Computer speichert, was wir als Programm eingeben. Daraus ergibt sich unmißverständlich, daß unser Wohl und Wehe in unseren eigenen Händen liegt. Wir tun also gut daran, die Verantwortung für unser Wohlbefinden selbst zu übernehmen, anstatt zu glauben, Gesundheit sei eine Ware, die man kaufen kann.

Unser Körpersystem ist vergleichbar mit einer absolut perfekten Computeranlage. Gedanken, Anschauungen, Glaubensinhalte und Gefühle sind die Software, die wir eingeben, und der Körper ist das sicht- und lesbare ausgedruckte Ergebnis.

Aber keine Angst: Fehler können korrigiert und falsche Informationen gelöscht werden. Heilkundige Behandler, die mit diesem lebendem Computersystem vertraut sind, können uns dabei helfen.

Müßte es nicht auch möglich sein, daß der Mensch auf eine weniger deprimierende Art und Weise altert? Müßten wir nicht in Schönheit und Würde alterwerden können, im Vollbesitz unserer geistigen Kräfte? Und müßte es nicht sogar möglich sein, den Körper vollbewußt und freiwillig abzulegen, wenn es an der Zeit ist?

Ja, durchaus.

Da wir ein Teil des Schöpfers sind und von ihm nicht getrennt werden können, ist es uns möglich, den Körper im Einklang mit den göttlichen Naturgesetzen in voller Blüte zu bewohnen und auch abzulegen. Unsere Seele, die absolut rein und unantastbar ist, kennt ihren göttlichen Ursprung; sie ist es, die sich aufbäumt und vehement über den Körper bemerkbar macht, wenn wir durch Gedanken und Gefühle von den göttlichen Gesetzen abweichen. Wir — als Bestandteil des Universums — unterliegen einem göttlichen Plan, einer gesetzmäßigen, überpersönlichen ›Astrologie‹. Bevor wir in das hiesige Leben inkarnierten, haben wir in gegenseitigem Einvernehmen miteinander verabredet, was wir auf diesem Planeten erleben, erkennen, erfahren und entwickeln wollen; das ist es, was wir Evolution nennen.

Um uns den Übergang vom jetzigen Leben im Körper zum darauffolgenden Leben ohne unseren physischen Körper zu erleichtern, können wir zu Lebzeiten trainieren, einen möglichst engen Kontakt zu unserem inneren göttlichen Wesen aufzubauen und kontinuierlich aufrecht zu erhalten. Dies geschieht durch die Meditation. Schließlich wird es uns gelingen, uns mit dem unsterblichen, göttlichen inneren Wesen zu identifizieren, um endlich ganz mit ihm zu verschmelzen. Wenn das gelungen ist, bedeutet das Ablegen des physischen Körpers nicht mehr, als das Ablegen eines Kleidungsstückes, das wir nicht mehr benötigen.

Wenn wir im Vollbesitz unserer geistigen und körperlichen Fähigkeiten bis zum Lebensende bleiben möchten, bedarf es ganzheitlicher Harmonie. Harmonie und Einklang mit der Natur, mit unseren Mitmenschen, mit unserer Umwelt und vor allen Dingen mit uns selbst.

Das wirksamste Heilmittel ist die Liebe

Liebe ist die absolut höchste aller Energieformen. Wir können sie unbegrenzt nutzen und einsetzen, denn der Vorrat ist unerschöpflich. Sie ist die allgegenwärtige und all-liebende Substanz Gottes, die immer und überall jedem Menschen zur Verfügung steht. Diese allgegenwärtige Energie strömt aus einer Quelle, die nie versiegen kann; sie entspricht dem, was wir Gott nennen — daher unsere Erkenntnis: *Gott ist Liebe.*

Wer Liebe bewußt und absichtlich bei allem einsetzt, was er denkt, sagt und tut, hat den Schlüssel für Gesundheit von Körper, Geist und Seele in der Hand.

Es geht nicht darum, auf romantische Gefühle zu warten, die sich einstellen können oder auch nicht. Denn Liebe ist eine Energieform, die aktiv angewandt werden will. Da wir ein Teil Gottes sind, ist diese Liebesenergie ständig in uns vorhanden und wartet nur darauf, sich äußern zu dürfen. Erlauben wir dieser Energie zu fließen und sich in unserem Denken und Handeln zu äußern, ist das Ergebnis Harmonie, Gesundheit und Wohlbefinden — für uns selbst und für unsere Umgebung; denn Liebe ist das wirkungsvollste aller Heilmittel.

Wichtig zu begreifen: Liebe ist kein Tauschgeschäft.

Ihre volle Kraftentfaltung erleben wir *nur*, wenn wir lieben, ohne das Geringste dafür zu erwarten. Das klingt hart, ist aber in Wahrheit das einzige sichere Glücksrezept.

Anhand von zwei alltäglichen Beispielen können wir das leicht verstehen: Eine Mutter kann ihr Kind noch so innig lieben, wenn sie *verlangt*, daß ihr Kind sie ebenso dauerhaft und innig liebt, wird dieses sich später einmal eingeengt fühlen und sich von ihr abwenden, um sich frei entwickeln zu können. Die Mutter hätte sich eine bittere Enttäuschung ersparen können, wenn sie ihr Kind selbstlos geliebt und rechtzeitig losgelassen hätte. Selbstlosigkeit hätte für diese Mutter nicht etwa Verzicht darauf bedeutet, wiedergeliebt zu werden, sondern hätte sie im Gegenteil wahrhaft liebens-würdig gemacht. Sehr ähnlich sieht es mit der Liebe in der Ehe und in anderen Paarbeziehungen aus, und es liegt so deutlich auf der Hand, daß eigentlich jeder das Gesetz des freiwilligen Loslassens verstehen und beherzigen könnte. Es hört sich zwar wenig verlockend an, wenn wir aufgefordert werden, unseren Partner selbstlos zu lieben — denn wir wünschen uns ja sehnlichst, auch geliebt zu *werden* —, aber wir können eben nur dann wirklich wiedergeliebt werden, wenn wir absolut gar nichts für unsere Liebe verlangen. Sobald wir eine feste Vorstellung davon haben, auf welche Art und Weise uns unser Partner zu lieben hat, wie er zu leben und sich zu verhalten hat, damit wir mit ihm zufrieden sind, ist es mit seiner oder ihrer Freude an der Gemeinsamkeit vorbei. Liebe ist ein Kind der Freiheit, man kann sie nicht erzwingen. Wenn wir aber lieben, ohne zu fordern, haben wir uns an das große energetische Gesetz angeschlossen, das besagt: Energie, die wir *verschenken,* kommt in jedem Fall zu uns zurück, unweigerlich und ausnahmslos und in tausendfacher Verstärkung (das gilt natürlich auch für negative Energie).

Wir können für unser Lebensglück also nichts Wirkungsvolleres tun, als zu lieben, ohne Gegenliebe zu *verlangen*. Wir wenden damit ein wissenschaftliches Gesetz an, auf dessen Wirksamkeit wir uns blind verlassen können: Je mehr wir fähig sind zu lieben, um so mehr Liebe strömt uns zu. Und — wie gesagt — es wird uns damit kein Verzicht auferlegt, da Liebe sich weder durch Erwartung, noch durch Berechnung, noch durch irgend etwas sonst herbeizwingen läßt. Das Gesetz besagt auch, daß die von uns verschenkte Liebesenergie nicht zwangsläufig von den Menschen zu uns zurückfließen muß, den wir dafür ins Auge gefaßt haben. Wir können uns jedoch vertrauensvoll der Weisheit des Lebens überlassen und abwarten, von welcher Seite und auf welche Art Liebe zu uns zurückfließt.

Wenn es uns gelingt, Abschied zu nehmen von Vorstellungen, Erwartungen und ganz besonders von konventionellen Bewertungen der verschiedenen Aspekte der Liebe, gewinnen wir ein großes Stück Freiheit, und unsere Fähigkeit, glücklich zu sein, wird ständig wachsen. Die Freiheit, die wir denen schenken, die wir lieben, müssen wir unbedingt auch uns selbst zugestehen, wenn wir uns harmonische Beziehungen wünschen. Wenn wir das Loslassen nur als Trick benutzen, um Kind, Partner oder wen auch immer an uns zu binden, werden wir schwere Enttäuschungen erleben. Die Sache kann nur funktionieren, wenn wir auch uns selbst befreien. Lieben zu können, ohne vom Gegenstand unserer Liebe abhängig zu sein, befreit uns aus dem Gefängnis der Angst und befähigt uns zu dauerhaftem Glück.

Gedankenkraft für unseren Planeten

Viele Menschen fragen sich, was sie als einzelne dafür tun können, daß unser schöner Planet nicht zerstört wird. Es gibt darauf nur eine Antwort: Wer etwas verändern und heilend auf die Welt einwirken will, muß damit bei sich selbst beginnen. Es gibt keine andere Möglichkeit. Der Planet reagiert nicht nur auf unser Tun, sondern er ist darüber hinaus das Spiegelbild unserer Gedanken und Gefühle. *Alle* Gedanken und Gefühle, die Menschen hegen, treffen sich auf einem magnetischen Gürtel, der rund um die Erde verläuft, und dieses Magnetband strahlt alle Informationen global zurück. Wenn es uns also ernst damit ist, unseren Beitrag für das Wohlergehen der Erde zu leisten, ist es unerläßlich, unsere Gedanken und Worte nicht abgleiten zu lassen in Negativität und Hoffnungslosigkeit. Der Schlüssel dafür, die Zustände in der Welt verwandeln zu können, liegt in uns selbst. Wir sind die Vermittler zwischen dem göttlichen Allbewußtsein und dem Planeten Erde, der seinerseits das Spiegelbild des menschlichen Bewußtseins ist. So auch ist zu erklären, warum heute, da Haß, Wut und Angst die irdische Szene weitgehend beherrschen, vermehrt Erdbeben, Stürme, Vulkanausbrüche, Überschwemmungen und andere Naturkatastrophen auftreten. Sie sind Selbstreinigungsprozesse der Erde und zugleich Alarmsignal für die Menschheit.

Es liegt klar auf der Hand, daß Hoffnungslosigkeit in dieser Situation unangebracht ist. Jeder Mensch kann auf der Stelle damit beginnen, seine Verantwortung wahrzunehmen, indem er aufhört, sich hemmungslos seinen negativen Gedanken und Gefühlen und seiner Angst vor der Zukunft hinzugeben. Es wäre vollkommen sinnlos, sich mit Schuldzuweisungen oder Wehklagen über den Bewußtseinszustand anderer Menschen aufzuhalten. Denn es gibt nur eine einzige Person, die wir verwandeln können und sollen, und das ist niemand anders als wir selbst.

Wenn es uns gelingt, unseren Gedanken eine neue Richtung zu geben, wird es sich bemerkbar machen, denn alles ist mit allem verbunden und reflektiert sich gegenseitig.

Teil II

Körperliche Beschwerden und ihre geistigen Hintergründe

Nur nicht sauer werden

Jede Nahrung, die wir zu uns nehmen, wirkt auf unser Gehirn, auf unser Denken, auf unsere Gefühle und auf unser Verhalten. Es lohnt also sehr, sich bewußt und intelligent zu ernähren. Hierbei gilt als Faustregel:

Alles meiden, was den Körper übersäuern kann, denn er reagiert ebenso wie die Natur: Auf saurem Boden gedeiht nichts als Krankheit. Es ist also außerordentlich wichtig, Nahrungsmittel unter diesem Gesichtspunkt auszuwählen.

Der intensivste Säurebildner ist tierisches Eiweiß, also Fleisch und Wurst. Außerdem Hartkäse (ganz besonders, wenn er abends gegessen wird), Kaffee, wenn er gefiltert wird, schwarzer Tee, einseitige Körnerernährung, Alkohol (besonders Weißwein), alle Süßigkeiten (Fabrikzucker ist außerdem der größte Vitamin-B-Räuber).

Unser Körper reagiert ferner sehr sauer auf Streß. Das kann schon am frühen Morgen beginnen, wenn wir uns in höchster Eile befinden, weil wir uns nicht entschließen konnten, rechtzeitig aufzustehen. Dieser Streß kann sich durch den ganzen Tag hinziehen, wenn wir uns nicht zwischendurch die Zeit nehmen, innerlich zur Ruhe zu kommen. Eine Kurzmeditation ist dafür besonders geeignet.

Auch Krankheiten und Schicksalsschläge sind säurebildende Streß-Ereignisse. An erster Stelle der Tod eines nahestehenden Menschen, Ehescheidung, Trennungen und Schwangerschaften, die vom Partner nicht gewünscht werden. Danach folgen Kündigung des Arbeitsplatzes und Existenzsorgen, Ortswechsel, Schulwechsel und Wechsel des Arbeitsplatzes, gefolgt von Unfällen, Streit und Ärger, Neid und Haß, Schreckensmeldungen in Presse, Funk und Fernsehen, Horror- und Gewaltfilme. Einem Teil der streßauslösenden Faktoren können wir aus dem Wege gehen und sollten das auch tun. Bei schicksalsbedingten Ereignissen haben wir in der Hand, wie wir mit ihnen umgehen und wie wir sie verarbeiten. Trauer über den Tod eines Menschen will ganz durchlebt werden. Verdrängen oder künstliches Überspielen mit positiven Affirmationen ist äußerst schädlich. Falsch ist jedoch auch, sich in bodenlose Verzweiflung fallen zu lassen und darin zu verharren. Wenn die

Trauerarbeit geleistet worden ist, sollte ein neuer Lebensabschnitt beginnen. Die Wunden heilen, wenn wir ihnen erlauben zu heilen.

Viele streßerzeugende Ereignisse und Einflüsse können wir durch die Änderung unserer Denkrichtung neutralisieren, eine Fähigkeit, von der wir im Alltag immer wieder reichlich Gebrauch machen sollten. Zu diesem Zweck müssen wir uns als erstes vergegenwärtigen, daß wir vollkommen frei sind, in dem was und wie wir denken. In jedem Augenblick können wir über unsere Bewertungen von Gegebenheiten, Personen und Dingen frei entscheiden. Darin besteht unsere Freiheit, und damit können wir uns den Himmel oder auch die Hölle auf Erden schaffen. Wir selbst entscheiden, worüber wir uns ärgern und aufregen, und wovon wir uns stören lassen wollen – einfach dadurch, wie wir eine gegebene Situation bewerten. Beschließen wir, der Winter sei eine unerträgliche Jahreszeit, werden wir uns in ihr äußerst unwohl fühlen. Vielleicht gelingt es uns nicht, den Winter wunderschön zu finden, mindestens aber können wir uns entschließen, ihn zu akzeptieren (etwas anderes bleibt uns ohnehin nicht übrig), und ihn gelassen durchleben. Oder: Wenn Sie Ihren Chef als eine widerwärtige Person eingestuft haben, werden Sie an Ihrem Arbeitsplatz wenig Freude haben und in täglichem Streß auf Beweise seiner Widerwärtigkeit warten und sie auch erhalten. Sie können aber auch Ihre Denkrichtung bewußt verändern und sich sagen, Ihr Chef sei ein bedauernswerter Mensch, weil er zuviel Verantwortung zu tragen, und vermutlich auch Schwierigkeiten in seinem Privatleben habe. Es spielt dabei keine Rolle, was mit dem Mann in Wirklichkeit nicht stimmt. Wichtig ist allein, wie Sie ihn bewerten. Auf die gleiche Weise können Sie fast alle Stressoren des Alltags neutralisieren. Auf Ihr Bewußtsein kommt es an. Und auf Ihre Wachsamkeit: Reagieren Sie nicht, sondern agieren Sie!

Eine weitere, sehr ernst zu nehmende Ursache für Übersäuerung ist der Elektrosmog, dem die heutige Menschheit ausgesetzt ist. Bei diesem gefährlichen Smog handelt es sich um sogenannte Niedrigfrequenzen; sie sind niedriger als die menschlichen Körperfrequenzen und führen nicht nur bei uns zur Übersäuerung, sondern auch bei Tieren und Pflanzen. Die katastrophale Auswirkung auf unsere Bäume (Waldsterben) ist allgemein bekannt. Um den Elektrosmog nicht leichtfertig zu verschlimmern, können wir folgendes beachten: keine elektrischen und elektronischen Geräte im Schlafraum! Einschließlich Uhr und Weckradio. Auf das schnurlose Telefon verzichten. Die Zeit vor dem Fernseher möglichst kurz halten, vor allem bei Kindern, und stets einen genügend großen Abstand vom Gerät einhalten! Beim Computerbildschirm die schwedische Norm bevorzugen, wegen des eingebauten Schutzfilters. Bei Fußbodenheizungen überprüfen lassen, ob die Wasserrohre richtig geerdet sind, und ebenfalls das Elektroleitungssystem im Haus überprüfen lassen.

Für beides sind die Institute für Baubiologie zuständig. Schlaf- und Arbeitsräume sollen grundsätzlich nicht über Öltanks oder Garagen liegen! Das Allerwichtigste: Niemals in der Nähe von Hochspannungsmasten bauen, und sei das Grundstück noch so billig! Auch am Urlaubsort unbedingt darauf achten, daß die Ferienwohnung nicht in der Nähe von Hochspannungsmasten liegt.

Säurebildend sind ferner geopathische Reizzonen (Wasseradern, Erdverwerfungen, Gitternetze). Unbedingt einwandfrei und ohne störende Strahlung müssen Schlaf- und Arbeitsplatz sein. Wenn Sie morgens wie gerädert aufwachen, steife Gliedmaßen haben, nachts mehrere Male rausmüssen zum Wasserlassen, eventuell nächtliches Schwitzen oder wenn Ihr Bett der Lieblingsplatz der Katze ist (Katzen fühlen sich, im Gegensatz zu Hunden, auf Störzonen wohl), sollten Sie einen erfahrenen Rutengänger bitten, den Platz zu untersuchen.

Ein verstrahlter Arbeitsplatz kann Konzentrationsschwierigkeiten, Kopfschmerzen und extreme Müdigkeit zur Folge haben, eventuell auch ständig eiskalte Füße.

Zu den säurebildenden Substanzen gehören ferner alle unedlen Metalle im Körper:

Amalgam in den Zähnen, Kupferspiralen zur Empfängnisverhütung und künstliche Gelenke aus Metall.

Menschen, die mit Computern arbeiten oder aus anderen Gründen säurebildenden Umständen nicht aus dem Wege gehen können, sollten sich viel an der frischen Luft bewegen, denn Sauerstoff wirkt der Säure entgegen.

Alles in allem lautet die Devise für unseren Alltag: Nur nicht sauer werden! Ein kleines Beispiel:

Sie haben einen wichtigen Termin, sitzen aber mit Ihrem Auto in einem Stau fest. Es ist klar, Sie werden zu spät kommen. Jetzt haben Sie die Wahl: Wollen Sie sich ärgern und durch und durch sauer werden, oder wollen Sie die Situation, die Sie ja ohnehin nicht ändern können, gelassen hinnehmen? Da Sie durch Ärger die Verspätung nicht verhindern würden, können Sie sich ebensogut entspannen. Und damit agieren Sie, statt zu reagieren; Sie übernehmen die Verantwortung für Ihr Wohlbefinden und verhindern auf diese Weise bewußt und willentlich schädlichen Streß und vermeidbare Übersäuerung. Reagieren Sie jedoch mit Ärger oder gar Wut, wäre die einzige Möglichkeit, die gestaute Energie wieder loszuwerden, sich körperlich auszutoben. Sie sitzen jedoch in Ihrem Auto und können sich nicht bewegen. Das heißt, Ihr Körper ist frustriert und antwortet mit entsprechenden Signalen. Je häufiger Sie in solche oder ähnliche Situationen geraten, um so sicherer wird die dadurch entstandene Übersäuerung sich über irgendeines Ihrer Organe äußern. Es kann die Galle sein, das Herz, Kreislauf oder Blutdruck. Oder – und das wird selten berücksichtigt – die Schleimhäute.

Die Schleimhäute sind der Spiegel unserer Gemütsverfassungen

Schon im pränatalen Stadium verarbeitet der Mensch disharmonische Gefühle über die Schleimhäute. Die Gemütsverfassungen der Eltern übertragen sich auf das ungeborene Kind (die des Vaters auf dem Umweg über die Mutter). Sind die übertragenen Informationen negativ, kann die Folge sein, daß die Schleimhäute des Ungeborenen entsprechend programmiert werden und schon im frühen Kindesalter adenoide Wucherungen (Polypen) auftreten. Auch im späteren Leben sind emotionale Enttäuschungen oft Auslöser für Schleimhautwucherungen (zum Beispiel Myome).

In jedem Fall aber entscheidet das Wesen selbst, wie es auf Enttäuschungen reagieren will. Selbstmitleid und Vorwurf sind sinnlos, denn niemand ist Opfer. Es sei denn freiwillig, um in diesem Leben bestimmte Erfahrungen zu machen, oder um etwas zu bewirken. Das allerdings spielt sich auf Ebenen ab, die dem sogenannten Täter nicht erlauben, die Stimme des Gewissens zu ignorieren. Der weitaus größte Teil aller Enttäuschungen bezieht sich auf nicht erfüllte Liebeserwartungen. Wenn die Zusammenhänge zwischen Liebeserwartung und daraus resultierenden Enttäuschungen verstanden werden, begreifen wir, worum Franz von Assisi in seinem Gebet bittet:

Ach Herr, laß Du mich trachten,
nicht daß ich getröstet werde,
sondern daß ich tröste;
nicht daß ich verstanden werde,
sondern daß ich verstehe;
nicht daß ich geliebt werde,
sondern daß ich liebe.

Ich bin auf dieses Thema im Kapitel ›Das wirksamste Heilmittel ist die Liebe‹ bereits eingegangen. Ein Perspektivenwechsel wie jener, den Franz von Assisi erbittet, kann unser ganzes Leben verändern, wenn dadurch festgefahrene Denk- und Verhaltensweisen aufgelöst werden und einer grundlegenden Neuordnung Platz machen. Dann werden Blockaden aufgehoben, und der Weg zu Lebensfreude und Gesundheit wird wieder frei.

Die Milz — das mystische Organ

Erst seit etwa zwei Jahrzehnten wird die Wichtigkeit der Milz von einigen Wissenschaftlern anerkannt, für die meisten jedoch ist dieses Organ ein Rätsel, und einige halten es für überflüssig.

Viele psychische Leiden, an denen Ärzte ergebnislos herumtherapieren, basieren auf Stauungen in der Milz. Dazu gehören einige Formen von De-

29

pressionen, das heißt, Mangel an Lebensfreude und Lebenswillen, Desorientierung, Energielosigkeit und Antriebsschwäche. Weitere Symptome können sein:

Angst vor Menschenansammlungen, vor Dunkelheit, Kellern und geschlossenen Räumen. Ferner kann der Herzschlag beeinträchtigt sein. Typische Zeichen sind häufiges Seufzen, gelbliche Haut und bräunliche Färbung um die Augen. Es hat den Anschein, daß ein Milzstau das Fließen der *Lebensenergie* blockiert.

Auf diesem Wege können wir auch erklären, weshalb oft Milzstauungen auftreten, wenn eine nahestehende Person gestorben ist; und auch die typischen Milzstauungen bei Frauen, von denen sich der Partner getrennt hat. In letzterem Fall wirkt sich die sogenannte Bio-connection störend aus, denn sie besteht so lange fort, bis von der Frau eine neue Verbindung eingegangen wurde. Männer leiden im umgekehrten Fall unter diesem Phänomen nicht; das männliche Yang-Prinzip bewahrt sie davor. Es ist das aufnehmende weibliche Yin-Prinzip, das Frauen in den geschilderten Situationen anfällig macht.

Schutz, Harmonisierung und Heilung kann durch *Licht* erfolgen. Die Milz, die links im Oberbauch unter den Rippen liegt, wird entweder mit violettem Licht bestrahlt, oder die Farbe wird visualisiert. Die stärkste Heilkraft liefert jedoch das Sonnenlicht, das von der dafür zuständigen Milz gesammelt und im Körper verteilt wird.

Wenn der Organismus durch Giftstoffe, Medikamente, Drogen, geopathische oder elektromagnetische Störzonen belastet ist, wird die Milz, unser größtes Lymphorgan, ›verdunkelt‹; das kann ebenfalls durch Mißbrauch medialer Kräfte und durch magische Beeinflussung von außen geschehen. Diese ›Verdunkelung‹ kann durch äußeres und inneres Licht aufgehoben werden — einerseits durch Sonnenlicht und andererseits durch das innere Licht in der Meditation. Um die Milzgänge anzuregen und Stauungen zu lösen, kann auch folgende Methode angewandt werden:

Der Patient liegt ausgestreckt auf einer Liege, der Behandler steht in der Nähe des Kopfes links davor. Er legt den rechten Arm um die Schultern, die Fingerspitzen der rechten Hand in die rechte Achselhöhle des Patienten und die linke Hand auf dessen Solarplexus, und zwar so lange, bis er Hitze oder ein leichtes Pochen spürt. Beobachten Sie die Gesichtsfarbe des Patienten; sie wird sich aufhellen, die tiefen Furchen sich zu glätten beginnen.

Diese Übung ist hilfreich bei geistig irritierten oder erschöpften Menschen, auch bei Epileptikern, bei Akne, Falten und bei Farbveränderungen im Gesicht und an den Armen. Auch bei Blutarmut kann ein Versuch lohnen.

Zum Abschluß ein Rezept für die Entlastung der Milz nach Hanna Kröger:
Saft von 2 Grapefruits
  6 Orangen
  3 Zitronen

Die weiße Innenseite der Zitronenschale in kleine Stücke schneiden und 10 Minuten lang in etwas Wasser kochen lassen. Dieses Wasser nach dem Abseihen mit dem Fruchtsaft mischen und mit naturreinem Wasser auf 2½ Liter auffüllen. Auf den Tag verteilt trinken und mit derselben Menge am folgenden Tag wiederholen. Das bringt die Energie wieder zum Fließen.

Die Thymusdrüse — unser Jungbrunnen

In der Kindheit ist die Thymusdrüse für das körperliche Wachstum zuständig. Generell sorgt sie für das Funktionieren des Immunsystems, sie beeinflußt unsere Gehirntätigkeit positiv, vor allem das Gedächtnis, und sorgt für ständige Zellerneuerung.

Das alles kann die Thymusdrüse natürlich nur tun, solange sie aktiv ist; sie hat aber leider die Neigung, bereits im frühen Erwachsenenalter damit zu beginnen, ihre Tätigkeit zu verlangsamen, zu schrumpfen und sich auf eine baldige Pensionierung vorzubereiten. Parallel damit beginnt insgesamt unsere Jugend zu schwinden, und zwar körperlich und geistig. Mediziner sagen, das sei nun einmal so und müsse hingenommen werden.

Zum Glück ist es aber so, daß wir unsere Thymusdrüse aktivieren und sogar weiterentwickeln können, und zwar bis ins hohe Alter. Im Vordergrund steht dabei die Erhaltung der geistigen Jugend, denn ohne sie kann auch der Körper nicht jung bleiben.

Hierzu ist unbedingt notwendig, daß alte Verhaltensmuster und negative emotionale Erfahrungen und Gedanken losgelassen werden, damit sie sich nicht im Körper manifestieren können.

Um uns auf die Notwendigkeit des Ausscheidens von Giftstoffen, die durch festgehaltene negative Gemütszustände entstanden sind, aufmerksam zu machen, reagieren unter anderem die *Bronchien*. Sie sind sozusagen das Tor nach außen. Ein Beispiel: Wenn sich ein festgehaltener oder verdrängter Kummer (es kann sich auch um die Erinnerung an eine Beleidigung handeln) in der Leber manifestiert hat, erhalten die Bronchien eine entsprechende Information.

Um die physischen Folgen der psychischen Verletzungen nach außen bringen zu können und den Körper zu befreien, benötigen die Bronchien die Hilfe der Thymusdrüse.

Wird diese aktiviert, so sind die Bronchien in der Lage, die störenden ›Stoffe‹ durch Husten und/oder Schleimabsonderungen loszuwerden, und so Körper und Psyche zu reinigen. Vielleicht haben Sie bemerkt, daß Husten und Räuspern vermehrt auftreten, wenn Sie sich von irgend etwas trennen, von der gewohnten Umgebung, vom Partner oder von Gedankenmustern und alten Gewohnheiten.

Auf welche Art ist es möglich, die Thymusdrüse zu aktivieren? Einmal durch die Erkenntnis, daß wir uns von negativen Gedanken und Gefühlen trennen müssen, wenn wir gesund bleiben wollen; und ferner indem wir täglich ein- bis drei Minuten lang mit den Fingerspitzen auf die Thymusdrüse trommeln, dadurch wird sie aktiviert, und die Resonanzwellen erfassen den ganzen Körper.

Sehr zu empfehlen:
Trommeln Sie vor wichtigen Gesprächen und anderen Vorhaben wie Tarzan oberhalb der Brust auf die Thymusdrüse, dadurch wird das Selbstbewußtsein entscheidend gestärkt, denn auch dafür ist sie zuständig. Der dazugehörige Tarzanschrei wird in den meisten Fällen nicht angebracht sein. Statt dessen gibt es eine andere hilfreiche Methode:
Strecken Sie beide Arme nach vorn aus und sprechen singend die Silbe: ›Tra‹.
Anschließend klopfen Sie einmal kräftig mit den Fingerspitzen auf die Thymusdrüse und sprechen die Silbe ›La‹.
Diese Übung ein zweites Mal machen: ›Tra − La‹.
Beim dritten Mal, wie gehabt, einmal ›Tra‹, jedoch fünfmal klopfen mit ›La‹.
Diesen Ablauf insgesamt dreimal durchführen. Das hört sich kindlich an und sieht auch so aus, aber alle großen Dinge sind einfach.
Sie werden nach einiger Zeit feststellen, daß Ihr Gedächtnis besser funktioniert, Ihre Gemütsstimmung sich aufhellt und der Gesichtsausdruck entspannter, jünger und fröhlicher wird. Das wird Sie motivieren, täglich damit fortzufahren. Bis ins hohe Alter.

Die Mandeln (Tonsillen) − und unsere Ängste

Angina, Halsschmerzen und Mandelentzündung

Drei Symptome, die eine oft auftretende Gefühlslage widerspiegeln: die *Angst*. Angst, Anforderungen nicht gewachsen zu sein. Angst vor Strafe, wenn eine Aufgabe nicht vollkommen erfüllt werden konnte (Schulkinder mit schlechten Noten, mit Angst vor Lehrern und Eltern). Angst bei Kindern, einem Vorbild nicht gerecht werden zu können (besonders wenn es sich um Geschwister handelt). Angst, wegen ›unvollkommener‹ Leistungen nicht geliebt, sondern statt dessen bestraft zu werden. Angst, als Versager zu gelten. Diese bei Schulkindern weit verbreitete Angst kann sich beim Erwachsenen im Berufsleben und in der Partnerschaft fortsetzen. Wenn diese Menschen später als Eltern von Schulkindern ihre unbewußten Ängste nicht überwunden haben, werden sie aus diesem Grunde wiederum Druck auf ihre Kinder ausüben, weil sie Sorge haben, diese könnten Versager werden. Und so schließt sich der Teufelskreis. Wenn bei einem Kind Scharlach auftritt, sollte das als Warnsignal gewertet und bei dem Kind nach unterdrückten Ängsten geforscht werden. Später können sich Ängste dieser Art als Rheuma, Herzmuskel- oder Nierenbeckenentzündung manifestieren. Es genügt also nicht, nur das Kind von seinen Ängsten zu befreien. Vor allen auch die Eltern müssen ihre eigenen Ängste und Befürchtungen erkennen und loslassen lernen und Vertrauen entwickeln.

Rheuma — und unharmonische Schwingungen

Der rheumatische Formenkreis

Auch bei rheumatischen Erkrankungen spielen Gedanken und Gefühle die Rolle der eigentlichen Ursache. Meist handelt es sich um Gedanken der Wut und des Grolls, die jahrelang festgehalten und lebendig gehalten werden. Dieser Gemütszustand führt zu hochgradiger Übersäuerung des Gewebes. Die negative Gedankenrichtung wirkt sich so lange als chronische Vergiftung aus, bis der betroffene Mensch in der Lage ist, zu *verzeihen*. Im Augenblick des Verzeihens wird die Denkrichtung positiv, und die Körperzellen erhalten automatisch die entsprechenden Heilinformationen.

Ich habe in meiner Praxis eine 35jährige Frau behandelt, die an Polyarthritis und rheumatischen Beschwerden litt. Aus ihrer Lebensgeschichte ging hervor, daß sie einen schweren Groll gegen ihren Vater mit sich herumtrug. Obwohl der Vater bereits seit einigen Jahren nicht mehr lebte, hatte sich die Wut auf ihn nicht im geringsten abgeschwächt. Diese Frau konnte und wollte nicht vergessen, welche seelischen Schmerzen ihr in ihrer Kindheit zugefügt worden waren. Bevor sie zur Welt gekommen war, hatte es eine Tragödie in der Familie gegeben; das erste Kind, ein Junge, war an Diphtherie gestorben. Der Vater trauerte ein Leben lang um seinen Sohn und übersah seine Tochter vollständig. Er ließ sie unentwegt spüren, daß er ihre Gegenwart kaum ertragen konnte. In dem Mädchen wuchs im Laufe der Zeit eine ungeheure Wut auf den Vater, die sie nicht äußerte, aber ganz bewußt wachhielt.

Ich gab meiner Patientin den Rat, von Grund auf zu verzeihen. Sie verstand zwar die Zusammenhänge, war aber nicht in der Lage, den Groll aus ihren Gedanken zu verbannen. Ich schlug ihr vor, sich den Vater in weißes Licht getaucht vorzustellen, womit sie einverstanden war. Nach einigen Wochen berichtete mir die Patientin, ihre grollenden Gedanken hätten an Schärfe verloren und seien nebulöser geworden. In dieser Zeit nahm sie Holly und Crab Apple (Bach-Blüten). Ich bestrahlte ihren sechsten Halswirbel mit blauem Farblicht, mit Orange die Mitte der oberen Schamhaargrenze und Violett auf die Milz. Ferner bekam sie eine Nosode gegen den Erreger von eitriger Mandelentzündung, unter der sie in der Kindheit oft gelitten hatte. Zusätzlich machte sie eine dreiwöchige Fasten- und Entschlackungskur nach F. X. Mayr, anstelle des geplanten Karibikurlaubs. Bei dieser Kur wurde nicht nur der Körper gründlich entschlackt, sondern auch das Gemüt — und zusammen mit den Grollgedanken verschwanden zugleich die Gelenkschmerzen. Ich konnte eine glückliche junge Frau aus der Behandlung entlassen.

Ein anderer Fall: Eines Tages brachte Frau G. ihre 17jährige Tochter in meine Praxis. Das Mädchen litt unter starken Schmerzen in den Hand- und Fußgelenken, die sehr stark angeschwollen waren. Sie konnte nur mühsam und auf ihre Mutter gestützt gehen. Sie hatte außerdem kaum noch Haare auf dem Kopf. Aus der Krankheitsgeschichte ergab sich folgendes:

Sie war vor vier Jahren mit einer schweren Akne zum Arzt gegangen, der sie ›erfolgreich‹ mit Antibiotika behandelte. Die Akne tauchte aber immer wieder auf, sobald das Mittel abgesetzt wurde. Auf diese Weise wurde die Behandlung vier Jahre lang fortgesetzt. Obwohl im Laufe der Zeit Gelenkschmerzen auftauchten, ging die Behandlung mit Antibiotika weiter. Schließlich überwies der behandelnde Arzt das Mädchen an eine Münchner Hautklinik. Dort sollte sie Cortison bekommen. Sie weigerte sich jedoch, weil sie in Erfahrung gebracht hatte, daß auch Cortison nicht ursächlich behandelt, sondern lediglich Symptome unterdrückt. Das Mädchen bekam nun anstelle von Cortison Resochin, ein Mittel, das früher zur Malariaprophylaxe eingesetzt wurde, aber wegen seiner starken Nebenwirkungen nicht mehr empfohlen wird. Das Mädchen begann jetzt an Übelkeit zu leiden, und die Blutwerte wiesen auf eine extreme Leberschwäche hin. In diesem Zustand erschien sie in meiner Praxis. Als Ursache für die Akne stellte sich eine hochgradige Quecksilbervergiftung heraus, die durch Amalgamfüllungen in allen Backenzähnen verursacht worden war. Durch die Unterdrückung der Akne hatte das Gift nicht mehr über die Haut nach außen gelangen können und lagerte sich in den Gelenken ab. Als erstes schickte ich das Mädchen zum Zahnarzt, der die Amalgamfüllungen entfernte. Begleitend nahm die Patientin ein homöopathisches Mittel, um die im Körper abgelagerten Gifte (Quecksilber und andere unedle Metalle, die im Amalgam enthalten sind) auszuleiten. Ich hatte ihr empfohlen, jeweils alle drei Wochen zwei Zähne sanieren zu lassen. Das ist grundsätzlich besser, als alle Zähne auf einmal behandeln zu lassen, denn beim Ausbohren des Amalgams können mikromolekulare Staubteilchen über die Mundschleimhaut direkt in den Blutkreislauf gelangen, wodurch die inneren Organe — besonders die Nieren — übermäßig belastet werden. Nach einer Weile rief mich das Mädchen an und erzählte mir voller Freude, sie sei vollkommen gesund. Die Akne war endgültig auskuriert, die Gelenke waren schmerzfrei, die Schwellungen verschwunden und die Haare wieder nachgewachsen. Das Mädchen brauchte keine weiteren Behandlungen. Nach tieferliegenden Ursachen der Krankheit zu forschen war in diesem Fall nicht notwendig gewesen. Im Laufe der Zeit kamen mehrere Freundinnen des Mädchens in meine Praxis, um sich entgiften zu lassen.

Die Bauchspeicheldrüse — und unverdaute Gefühle

Vom Unterzucker zur Zuckerkrankheit (Diabetes)

Menschen, die wenig Selbstbewußtsein haben und in Partnerschaften dazu neigen, die eigene Identität aufzugeben, leiden oft an Unterzucker. Diese Menschen übertragen große Teile der eigenen Energie auf den Partner. Die Folge sind Schwächeanfälle und, daraus resultierend, Verlangen nach Nahrungsenergie, vor allem in Form von Süßigkeiten.

Der geistige Hintergrund: Eine komplementäre Partnerbeziehung weist darauf hin, daß diejenigen Eigenschaften, die beim Partner gesucht werden, weil man selbst sie nicht besitzt, statt dessen von der eigenen Person entwickelt werden müssen, um sie zu vervollständigen. Darin liegt eine große Chance. Werden die Zusammenhänge nicht erkannt, kann keine Weiterentwicklung stattfinden.

In solchen Fällen fühlen sich beide Partner enttäuscht und unverstanden. Nun kommt es zu Auseinandersetzungen oder zu Verdrängungen. In beiden Fällen entstehen unverdauliche Gefühle, und diese äußern sich über die Bauchspeicheldrüse. Um bittere Gefühle zu kompensieren, greift man zu Süßigkeiten oder gar zu Alkohol, der im Körper in Zucker verwandelt wird. Nun kann aus dem Unterzucker ein ›Überzucker‹, die sogenannte Zuckerkrankheit, werden. Menschen, die bereits seit ihrer Geburt an Diabetes leiden, haben sich offenbar vorgenommen, in diesem Leben Selbstdisziplin zu üben. Erstaunlicherweise scheinen Kinder besonders leicht zu verstehen, worum es dabei geht.

Vor einiger Zeit kam eine kroatische Ärztin mit ihrer vierjährigen Tochter in meine Praxis. Das Kind litt seit seiner Geburt an Diabetes und brauchte täglich eine Insulingabe. Ich erzählte dem Kind, daß wir die Insulingaben langsam abbauen und schließlich ganz darauf verzichten könnten, wenn es eine bestimmte Ernährungsregel streng einhalten würde. Das Mädchen zeigte sich interessiert, und ich gab folgende Anweisung:

Auf Fleisch, Wurst, Hartkäse und alle Süßigkeiten, einschließlich Kuchen, mußte vollständig verzichtet werden.

Die Ernährung sollte hauptsächlich bestehen aus: Obst und Gemüse, in erster Linie in rohem Zustand, und aus Nüssen (ausgenommen Para- und Erdnüsse).

Das Mädchen verstand, daß vom Einhalten der Diät die Gesundheit für sein ganzes Leben abhing und war stark genug motiviert, um durchhalten zu können. Um eine zusätzliche homöopathische Begleittherapie wahrzunehmen, kamen Mutter und Tochter alle zwei Monate aus dem ehemaligen Jugoslawien nach München in meine Praxis.

Nach zweijähriger Behandlung ist das Mädchen jetzt seit längerer Zeit beschwerdefrei und benötigt kein Insulin mehr. Weitere Behandlungen sind nicht notwendig.

Dickdarm und Verantwortung

Dickdarmbeschwerden (Morbus Crohn und Colitis Ulcerosa)

Übertriebenes und falsch verstandenes Verantwortungsgefühl kann zu totaler Erschöpfung des physischen und psychischen Systems führen. Ein Mensch, der zuviel Verantwortung übernimmt, erwartet zudem in den meisten Fällen Dankbarkeit und Zuneigung. Werden diese ihm nicht entgegengebracht, entsteht Enttäuschung und nagender Groll.

Als Folge kann die Schleimhaut des Dickdarms mit Übersäuerung reagieren; die Nahrung wird nicht mehr absorbiert, sondern passiert ungenutzt den Darm.

Wenn der Betroffene sich beleidigt fühlt, unverstanden und insgeheim Vergeltungsgedanken hegt, kann es zu Darmpolypen kommen. (Siehe Kapitel *Schleimhaut*, Seite 29)

Nervensystem und Psyche

Multiple Sklerose (MS)

Hier liegt eine emotionale Erstarrung zugrunde. Auslösend kann eine Enttäuschung darüber sein, daß Liebe nicht in der Form erwidert wird, wie erwartet wurde. Es kann das Gefühl vorherrschend sein, daß der Partner lediglich auf der körperlichen Ebene an Liebe interessiert ist und die geistig-seelische Zuwendung fehlt. Aus ähnlichen Gründen kann auch eine Vergewaltigung Auslöser für MS sein.

Man hat festgestellt, daß Menschen, die emotionale Enttäuschungen zu verarbeiten haben, dazu neigen, nachts mit den Zähnen zu knirschen oder die Zähne fest aufeinander zu beißen. Dies führt zu einem unnatürlichen Druck auf die Kiefergelenke, die ihrerseits den Druck an die Knochenteile des Kopfes weitergeben, von wo aus der unnatürliche Druck schließlich an die gesamte Wirbelsäule weitergeleitet wird, und das führt zu einer Beeinträchtigung des Zentralnervensystems. Ein guter Zahnarzt ist in der Lage, die Kieferstellung und den Aufbiß der Zähne zu überprüfen und gegebenenfalls zu kontrollieren.

Homöopathisch liegt hier für mich das ›Venusprinzip‹ vor. (Venus entspricht im Volksmund der Liebe.) Die Venus entspricht dem Metall Kupfer. Interessanterweise wird hier in der Homöopathie Kupfer als homöopathisches Mittel eingesetzt.

Nieren und Gemüt

Wenn Chinesen und Japaner sagen, die Nieren seien der Sitz der Seele, dann meinen sie damit, daß unsere Nieren auf Emotionen und Empfindungen reagieren können.

Wenn ein Kind einen Schock erlitten hat oder ein trauriges Erlebnis nicht verarbeiten kann, ist es möglich, daß als Folge Bettnässen auftritt. Im Volksmund nennt man es ›das Weinen der Seele‹. Auch Ängste davor, nicht anerkannt zu werden, weil man sich unvollkommen oder nicht willkommen fühlt, äußern sich über die Nieren:

Durch Bettnässen (was als Loslassen des Problems gewertet werden muß), durch Übersäuerung, entstanden durch Angst-Streß, durch Unsicherheit oder durch Mutlosigkeit, wodurch wiederum Kristalle entstehen können – bis hin zu ausgewachsenen Steinen oder Entzündungen.

Die Leber – unser Energiespender

Die Leber ist unser Energiespender und gleichzeitig das Hauptentgiftungsorgan.

Nehmen die Giftstoffe überhand, ist die Leber damit überbeansprucht. Sie kann dann nicht mehr ausreichend Energie produzieren, was sich in Müdigkeit, Schwächegefühlen, Konzentrationsschwierigkeiten und Depressionen äußern kann.

Um derartige Zustände von Energielosigkeit nicht entstehen zu lassen, genügt es nicht, möglichst wenig Giftstoffe mit der Nahrung (und Genußgiften) aufzunehmen; denn ganz besonders gifterzeugend sind unsere negativen Gemütszustände und Gedanken.

Angst, Haß, Eifersucht, Neid, Habgier, Grausamkeit und Herzlosigkeit sind schweres Gift für die Leber.

Wenn es uns gelingt, Dankbarkeit zu entwickeln für alles, was uns im Leben begegnet, und Selbstmitleid für immer zu verabschieden, unterstützen wir unsere Leber auf die wirkungsvollste Art und Weise. Sie wird uns mit verstärkter Energieversorgung danken.

Galle und gestaute Wut

Wenn wir wütend sind, ›kommt uns die Galle hoch‹. Dieses Bild trifft den Nagel auf den Kopf, denn die Galle ist das Organ, das auf Ärger und Wut reagiert. Wenn wir unsere Wut zum Ausdruck bringen, nehmen wir sozusagen den Deckel vom Topf, und der Dampf kann entweichen. Wenn wir jedoch den Deckel geschlossen halten, werden Ärger und Wut unterdrückt, die Gallenflüssigkeit staut sich in der Gallenblase, und in den Darm gelangt keine Verdauungsflüssigkeit. Die Folge sind Gallenblasenkoliken oder Gallensteine, weil wir vor Wut sauer geworden sind.

Selbstverständlich reagiert dann die Galle auch auf ›falsche‹ Ernährung. Wer chronisch überarbeitet ist und zu wenig Schlaf bekommt, riskiert ebenfalls Übersäuerung, weil die Organe nicht genügend Gelegenheit haben, sich zu regenerieren: Besonders Leber und Galle werden dann protestieren.

Der österreichische Arzt Dr. med. A. Hohensee, der heute in den USA praktiziert, empfiehlt bei Leber-Galle-Störungen Saftfasten für zwei Tage:

Um   8 Uhr ein Glas (¼ l) naturreinen Apfelsaft trinken. Danach
um 10 Uhr zwei Gläser
um 12 Uhr zwei Gläser
um 14 Uhr zwei Gläser
um 16 Uhr zwei Gläser
um 18 Uhr zwei Gläser
um 20 Uhr zwei Gläser

Am zweiten Tag wird zusätzlich abends vor dem Schlafengehen ein Eßlöffel Olivenöl, ein Teelöffel Rizinusöl und drei Eßlöffel Schlagsahne (-rahm) eingenommen; mit einem Glas heißem Zitronensaft oder Apfelsaft nachspülen. An beiden Tagen keine weitere Nahrung aufnehmen. Am folgenden frühen Morgen wird sich die Gallenblase vollständig reinigen.

Die Schilddrüse als Schutzschild

Negative Frequenzen oder Schwingungen jeder Art, mit denen wir zu tun haben, werden von der Schilddrüse aufgenommen und verarbeitet. In der heutigen Zeit gehören dazu in erster Linie Radioaktivität und elektromagnetische Kraftfelder.

Die Schilddrüse ist zuständig für den Jod- und zusammen mit der Nebenschilddrüse für den Calciumhaushalt, und Calcium ist notwendig für die Entsorgung des Körpers von Umweltstrahlen. Ohne Calcium können die Enzyme nicht arbeiten, und ohne Jod kann die Schilddrüse den Calciumhaushalt nicht stabil halten. Calcium ist das wichtigste Mineral für unseren Körper und spielt darüber hinaus auch eine wesentliche Rolle bei der Persönlichkeitsentfaltung. Die empfindliche Balance der Schilddrüse kann gestört werden, wenn der Mensch nicht in der Lage ist, seine innere Wahrheit nach außen zu projizieren. Dazu gehören nicht nur Gefühle, sondern vor allen Dingen auch die innewohnende natürliche eigene Kraft.

Die Schilddrüse wird so lange nicht ausgewogen sein, bis wir unseren eigenen Wert — unser göttliches Erbe — erkennen, anerkennen und leben.

Wenn wir eine ausbalancierte Schilddrüse haben, und über genügend Calcium verfügen, haben wir ausreichenden Schutz gegen:

Radioaktivität, Röntgenstrahlen, elektromagnetische Kraftfelder, negative Einflüsse aller Art, Abwehrschwäche und *Osteoporose*.

Die beste Art Calcium aufzunehmen, und vor allem auch zu *verwerten*, stammt aus den Veden, der ältesten dokumentierten Wissenschaft:

›Ghee‹ mit heißer Milch:

Ghee ist ausgeflockte, geklärte bzw. gesottene Butter. Die Herstellung ist denkbar einfach: Die frische Butter wird auf kleinster Flamme geschmolzen. Man läßt sie so lange leise köcheln, bis sich weißer Schaum gebildet hat. Die geklärte Butter wird nun durch ein feines Sieb und Mulltuch gegeben, das Schaum und Flocken auffängt. Das Ghee wird in einem Glas oder ›Schmalztopf‹ aufbewahrt, jedoch nicht im Kühlschrank.

Morgens und abends eine Tasse heiße Milch mit einem Teelöffel voll Ghee trinken.

Bei Knochenbrüchen sind zwei bis drei Teelöffel notwendig, um eine schnellere Heilung zu erzielen.

Dieses Rezept gilt als Heilmittel der Veden bei Übersäuerung, verschlackter Lymphe und für die Stärkung des Immunsystems!

Unser Herz — Symbol der Liebe und des Lebens

Wir *sind* nicht unsere Gefühle, sondern wir *haben* Gefühle! Der größte Fehler, den wir machen können, ist der, uns mit unseren Gefühlen zu identifizieren.

Das Herz reagiert auf unsere Empfindungen wie ein Seismograph. Wenn wir uns mit unseren Gemütszuständen identifizieren, wird das Herz übermäßig strapaziert, denn jedes starke Gefühl — einerlei, ob Freude oder Leid — beeinflußt den Herzschlag. Aus diesem Grunde empfehlen spirituelle Lehrer, stets in unserer Mitte zu bleiben und überschießende Reaktionen nicht zuzulassen. Leben und Liebe sind zwei Aspekte der höchsten Energie, die unaufhörlich fließt, kein Augenblick ist wie der andere, alles ist in ständiger Wandlung begriffen. Wer diese Wahrheit akzeptieren kann, wird sich nicht an Vergangenes klammern. Er wird lernen, loszulassen und sich dem ewigen Wandel anvertrauen zu können. In der Folge vergehen alle Ängste.

Wenn Gefühle übermächtig werden und nicht zu zähmen sind, können wir uns selbst helfen, indem wir entweder mit einer Farblampe erst Grün und dann Rosa auf das Herz strahlen und anschließend Lemon auf die Thymusdrüse. Das hilft uns, belastende Gefühle loszulassen. Anstatt mit einer Lampe zu arbeiten, können wir die Farben auch visualisieren. Sehr hilfreich, um neue Energie für das Herz zu tanken, ist die sogenannte Goldmeditation.

Sehr empfehlenswert ist auch folgende Übung:

Sie setzen sich hin und schließen die Augen. Nun beginnen Sie, sich Gefühle wie farbige Wolken vorzustellen, die auf sie zuschweben, in Sie eindringen, auf der Rückseite wieder hervorkommen und weiterschweben. Vielleicht werden Sie erleben, wie dunkle Wolken von rosafarbenen, hellblauen und weißen Wolken abgelöst werden. Auch dunkle Wolken bleiben nicht, auch sie ziehen davon.

Teil III

Die Krankheit ist das Symptom

Mancher Leser wird sich fragen, ob es überhaupt sinnvoll ist, körperliche Beschwerden zu behandeln, wenn Krankheiten lediglich die Symptome geistiger Fehleinstellungen sind.

Meine Antwort ist:

Symptome müssen auf jeden Fall behandelt werden, weil leidende Menschen Hilfe und Linderung brauchen. Darüber hinaus gibt es Therapieformen, mit denen gleichzeitig Symptom und Ursache erreicht werden können.

Chemische Medikamente sind materieller Natur und können aus diesem Grunde auch nur auf der materiellen Ebene wirken. Das heißt: Sie sind zwar in der Lage, das körperliche Symptom zum Verschwinden zu bringen, womit jedoch die Ursache nicht behoben wird. Trotzdem gibt es auch in solchen Fällen wirkliche Heilung, nämlich dann, wenn es dem Arzt gelingt, das volle Vertrauen des Patienten zu gewinnen und bei ihm durch Zuwendung, Gespräch und gezieltes Eingehen auf die psychische Situation eine geistige Umpolung bewirkt.

Gelingt es jedoch nicht, die geistige Ursache aufzulösen, werden die Symptome durch Medikamente lediglich unterdrückt oder verlagert. Irgendwann wird dann ein neues Symptom an einer anderen Stelle auftauchen, und es kann passieren, daß das neue Symptom bedrohlicher ist als das alte.

Ein Beispiel: Wenn bei einer Hauterkrankung die quälenden äußeren Erscheinungen unterdrückt werden (zum Beispiel mit Cortison), ist der Körper gezwungen, das Symptom nach innen zu verlagern; hier wurde sozusagen der Deckel eines Dampfdrucktopfes fest verschlossen und das Ventil (in diesem Falle die Haut) ausgeschaltet. Nun brodelt es auf gefährliche Weise im Inneren des Topfes, und eine Explosion ist unvermeidlich. Ein guter Behandler kennt diese Zusammenhänge und wird immer gleichzeitig Körper, Geist und Seele behandeln und auf diese Weise bleibende Heilung erzielen können.

Außer chemischen Medikamenten gibt es verschiedenartige Arzneimittel und Methoden, die unmittelbar auf Geist und Psyche heilend und ordnend einwirken und die Krankheitsursache auflösen können. Die Symptome verschwinden, weil ihnen der Nährboden entzogen wurde. Hierzu gehören folgende Behandlungsmethoden:

Licht und Farbe

Die Farbtherapie gehört zu den ältesten natürlichen Heilweisen und zugleich zu den wirkungsvollsten. Dabei spielt die Tatsache, daß diese Methode weder mit Angst noch mit Schmerzen verbunden ist, eine wesentliche Rolle. Farben erfüllen eine wichtige Brückenfunktion zwischen körperlichem und emotionalem Empfinden einerseits und dem Reich des Seelisch-Geistigen andererseits. Licht und Farben können disharmonische Schwingungen ausgleichen und so die Ursache von Beschwerden beseitigen.

Am unmittelbarsten wirkt die Bestrahlung mit Farbe, wobei die Farblichtquelle entweder die Haut berührt oder unmittelbar über der zu bestrahlenden Stelle plaziert wird. Farben wirken jedoch nicht nur auf unser psychisches und physisches Empfinden, wenn sie bewußt zur Heilung eingesetzt werden. Sie wirken vielmehr immer und überall. Menschen, die sich dieser Tatsache bewußt sind, wählen die Farben, die sie in Haus und Wohnung einsetzen, nicht unter modischen Gesichtspunkten aus, sondern folgen ihren eigenen tiefen Bedürfnissen, denn diese sind der beste Berater. Für die Kleidung gilt natürlich dasselbe. Wenn die Vorliebe für eine bestimmte Farbe verschwindet und eine neue auftaucht, tut man gut daran, ihr zu folgen, denn das gesamte Lebensgefühl hängt davon ab, ob wir von denjenigen Farben umgeben sind, die uns Freude bereiten, oder von denen, die uns hinabziehen.

Hier noch ein Beispiel für die unmittelbare Heilkraft von Farben: Ein junger Mann, der sich eine schwere und umfangreiche Verbrennung am Bauch zugezogen hatte, wurde in ein Münchner Krankenhaus eingeliefert, wo man ihn erst in ein Kamillenbad legte und in der Folge ausschließlich mit der Farbe Blau behandelte. Die Substanz, mit der die tiefe Brandwunde bedeckt und ausgefüllt wurde, enthielt keine Zusätze irgendwelcher Medikamente, sie war lediglich intensiv blau. Die Wunde heilte ohne Komplikationen, und die Bauchdecke des jungen Mannes ist heute so glatt, als sei nichts gewesen. Nur einige helle Streifen erinnern an den schweren Unfall.

Glaube und Gebet

Die Verachtung, mit der viele Menschen über das sogenannte Gesundbeten denken und sprechen, ist fehl am Platz und außerdem überholt. Schon vor vielen Jahren wurden in zwei kalifornischen Kliniken Versuche unternommen, kranken Menschen (es handelte sich um Herzkranke) durch Gebet zu helfen. Gruppen, die aus Angehörigen verschiedener Konfessionen zusammengesetzt waren, beteten für Patienten, die sie nicht persönlich kannten. Die Patientengruppe, für die gebetet wurde, verglich man mit einer Gruppe, für die nicht gebetet wurde. Weder die Patienten wußten von diesem Versuch, noch wußten die behandelnden Ärzte, für welche der beiden Gruppen gebetet wurde.

Die Ergebnisse bei der Gruppe, für die gebetet worden war, waren signifikant gut, und die Veröffentlichung der Versuchsergebnisse in der ›Medical Tribune‹ stieß bei der amerikanischen Ärzteschaft auf Wohlwollen und großes Interesse.

Die hohen Frequenzen, die betende Menschen erzeugen, sind meßbar und nachweisbar und für Heilzwecke einsetzbar. Auch hierzulande wird mittlerweile mit ähnlichen Versuchen gearbeitet wie in Kalifornien.

Diese starke Energie steht jedem Menschen zur Verfügung, sie ist immer und überall gegenwärtig und abrufbar. So, wie Sie mit Hilfe von Stecker und Steckdose elektrische Energie kanalisieren und einsetzbar machen, können Sie auch die heilende Energie anzapfen und nutzen. Mit Hilfe von Gebet und Konzentration wird sie kanalisiert.

Ein weiteres Beispiel: Als die Atombombe auf Hiroshima abgeworfen wurde, saßen dort in einem Kloster Mönche in Gebet und konzentrierter Meditation beieinander. Die enorme Energieaufladung, die von den Mönchen erzeugt wurde, wirkte wie ein Schutzschild und verhinderte, daß das Kloster zerstört wurde. Die Mönche blieben gesund.

Den ältesten Beweis für die Macht der Gebetsenergie liefert uns Daniel in der Löwengrube. Nachzulesen im Alten Testament, Daniel, Kapitel 6.

Ein lebendiges Beispiel dafür, daß geistige Heilkraft nicht an Zeit und Raum gebunden ist, liefert folgender Bericht:

Vor kurzem gab es in einer Schweizer Klinik während einer Operation Komplikationen. Beim Patienten traten unerwartete, starke Blutungen auf, die nicht zum Stillstand gebracht werden konnten. Einer der Chirurgen, der die Schweizer Geistheilerin Emma Zoller kannte, rief diese an und bat um Unterstützung. Innerhalb weniger Minuten kam die Blutung zum Stillstand, die Operation konnte erfolgreich abgeschlossen werden.

Jeder Mensch, dem es gelingt, in sich das unerschütterliche Vertrauen in die allgegenwärtige göttliche Energie zu erzeugen, ist fähig, sie für sich selbst und für andere einzusetzen!

Homöopathie

»Ähnliches wird durch Ähnliches geheilt«, das ist der Kernsatz, den der Leipziger Arzt Dr. Samuel Hahnemann 1796 in seinem klassischen Werk ›Organon der Heilkunst‹ formulierte. Hahnemann, Begründer der homöopathischen Heilweise, hatte entdeckt, daß ein Stoff, der bei einem gesunden Menschen bestimmte Symptome hervorrufen kann, einen Kranken mit ähnlicher

Symptomatik zu heilen vermag, wenn dieser Stoff homöopathisch potenziert wurde. Das heißt, die Ursubstanz wird immer weiter mit einer Trägersubstanz (zum Beispiel Wasser oder Alkohol) verdünnt und verschüttelt. Dabei wird die Schwingungsfrequenz der Ursubstanz auf die Trägersubstanz übertragen. Selbst wenn kein Teilchen der Ursubstanz im Trägermedium mehr nachweisbar ist, bleibt die Ur-Information vollständig erhalten.

Bei der Homöopathie haben wir es mit einer Umkehrwirkung zu tun. Das heißt, homöopathisch potenzierte Substanzen wirken exakt entgegengesetzt wie die Ursubstanz. Ein Beispiel: Wenn Sie zuviel Kaffee getrunken haben und deshalb nicht einschlafen können, wird ›Coffea‹ als homöopathisches Mittel diesen Zustand heilen.

Bach-Blüten und andere Blütenessenzen

Der englische Arzt Dr. med. Edward Bach entdeckte 1928 im Verlauf von Selbstversuchen die ersten der später sogenannten ›Bach-Blüten‹. Er fand in den Blüten bestimmter wildwachsender Pflanzen und Bäume Heilschwingungen und entwickelte Methoden, wie diese auf die Trägersubstanz Wasser übertragen werden kann. Die heilenden Schwingungen der Blüten bewirken eine Harmonisierung der feinstofflichen Gemütsebenen, so daß sich die Persönlichkeit der auf der Seelenebene angelegten potentiellen Vollkommenheit wieder zu öffnen vermag und Heilung erlangen kann. Bach schrieb: »Behandle nicht die Krankheit, sondern den Menschen. Ergründe, unter welchen unharmonischen Gefühlen der Mensch wirklich leidet und schaffe neue Seelenharmonie mit der Heilkraft von Blüten und Pflanzen, die uns Gott und die Natur schenken.

Erkenne, daß der Mensch Seele ist, Selbst ist, und Krankheit erst dann entstehen kann, wenn die Persönlichkeit, das kleine Ich, sich aus der Führung der Seele löst, sich vom Selbst trennt und auf eigene Faust im Rahmen seiner Begrenzungen denkt, fühlt, handelt und lebt.

Die natürliche Einheit von Persönlichkeit und Seele wird vor allem dann verletzt, wenn wir gegen die Einheit der Schöpfung verstoßen und Stolz, Grausamkeit, Haß, Ichsucht, Unwissen, Unsicherheit und Habgier Raum in unserem Leben geben.

Das führt zwangsläufig zu Krankheit. Krankheit ist demnach die Folge der Trennung von Persönlichkeit und Seele, von Ich-Kraft und göttlicher Führung. Und Gesundheit ist demzufolge die Wiederherstellung von Einheit zwischen Ich und Selbst, zwischen dem menschlichen Individuum und der gesamten göttlichen Schöpfung.

Die große kosmische Kraft, die wir *Gott* oder auch einfach *Leben* nennen, hat alles bereitgestellt, damit wir unseren Lebensweg der bewußten Entwicklung und Entfaltung, der schöpferischen Teilnahme und Gestaltung, in Harmonie mit uns selbst und anderen Geschöpfen gehen können.«

Pflanzenheilkunde

Der menschliche Körper und der pflanzliche ›Körper‹, sind aus ein und derselben Grundsubstanz erschaffen, nämlich aus dem Stoff, aus dem auch unsere Mutter Erde besteht. Das ist der Grund, weshalb Mangelerscheinungen im menschlichen Körper mit Hilfe von Pflanzen ausgeglichen werden können. Wie Paracelsus sagte: »Gegen jede Krankheit ist ein Kraut gewachsen.«

Benutzt werden für Heilungszwecke Wurzeln, Blüten, Blätter, Rinden, Früchte und Samen. Sie wirken über die in Tinkturen, Auszügen, Tees, Ölen und Essenzen enthaltenen heilenden Substanzen und Schwingungsinformationen der jeweiligen Pflanze. Am einfachsten anzuwenden und daher am gebräuchlichsten sind Tees und Aufgüsse.

Die Auswahl der Pflanzen für die Phytotherapie geschieht durch kontinuierliche Sichtung volksmedizinischen Erfahrungsgutes bis hin zur wissenschaftlichen Inhalts- und Wirkstoffanalyse.

Aromatherapie

Das Aroma ätherischer Öle wirkt harmonisierend auf Körper, Geist und Seele. Mit der Aromatherapie können disharmonische Schwingungszustände aufgelöst und das seelische Gleichgewicht wieder hergestellt werden. Auch das Gehirn wird durch ätherische Öle beeinflußt.

Die Anwendungsmöglichkeiten sind vielfältig. Die verbreitetste Form ist die Duftlampe. Das Aroma wird eingeatmet und über die Haut aufgenommen. Beim Inhalieren gelangt das Aroma über die Lungen in den Blutkreislauf. Warme Bäder mit Aromaölen können sowohl der Anregung dienen als auch der Entspannung.

Massagetherapeuten mischen die Essenzen mit dem Massageöl. Sie erzielen die gewünschte Wirkung unmittelbar über die Haut.

Bis auf wenige Ausnahmen sollen ätherische Öle nicht pur auf die Haut aufgetragen oder eingenommen werden und auch nicht unverdünnt mit Augen, Schleimhäuten und den empfindlichen Weichteilen der Geschlechtsorgane in Berührung kommen.

Wer sich in homöopathischer Behandlung befindet, sollte in dieser Phase auf Aromaöle verzichten oder deren Verwendung mit dem Behandler absprechen.

Zellsalze — Lebenssalze

Die homöopathischen Mineralsalze oder Lebenssalze werden nach ihrem Entdecker Dr. med. Wilhelm Heinrich Schüssler auch ›Schüssler-Salze‹ genannt. Man kennt sie ebenfalls unter den Bezeichnungen ›Zellsalze‹ oder ›biochemische Funktionsmittel‹. Das Wirkungsprinzip der Schüsslerschen Lebenssalze beruht darauf, daß die Zellen zur schöpferischen Eigenproduktion jener Stoffe angeregt werden, die zur Wiedererlangung und Aufrechterhaltung der Gesundheit notwendig sind.

Die Lebenssalztherapie versucht nicht, Gesundheitsmängel zu ›subventionieren‹ und Ersatzstoffe heranzuschaffen, die mehr oder weniger schnell verbraucht oder oft nicht einmal aufgenommen, sondern unverbraucht ausgeschieden werden. Es geht darum, Zellen und Organismus an ihren Auftrag ›zu erinnern‹, Lebenssalze aufzunehmen und zu verwerten. Diese Fähigkeit kann durch mangelhafte Ernährung, durch disharmonische seelische Zustände und durch Krankheiten gemindert werden oder sogar ›vergessen‹ werden.

Man kann die zwölf Schüsslerschen Funktionsmittel mit Instruktionsblättern oder Programmierungsinformationen vergleichen. In homöopathischer Form geben die Lebenssalze an die Zellen unseres Organismus die Instruktion oder Information, bestimmte lebenswichtige Mineralien aus unseren Lebensmitteln herauszulösen und im komplexen Prozeß des Stoffwechsels auf die richtige Weise einzusetzen.

Übersicht der zwölf Lebenssalze und ihrer Wirkungsweise

1. Calcium fluoratum D 12

- erhält die Elastizität des gesamten Körpers, der Muskeln, Bänder, Gewebe und der Gefäße
- beruhigt die Schilddrüse
- erhärtet den Zahnschmelz
- fördert die Zahnbildung
- verschafft einen schlanken und elastischen Körperbau

Es wirkt am besten, wenn es bereits in der Kindheit oder von der Mutter während der Schwangerschaft eingenommen wird.

Es hilft bei:

- Bänderzerrungen
- übermäßiger Hornhautbildung (Hühneraugen, Schwielen)
- verhärteten Lymphdrüsen
- spröden Fingernägeln
- Krampfadern (schmerzhafte Venenentzündungen)
- Überdehnung der elastischen Fasern
- Rissen (Afterrisse, Dammrisse)
- Knochenbrüchen als wichtiger Bestandteil der Knochenhüllen
- Gerstenkorn (und Silicea)
- Schuppen im Gesicht (und Natrium chlor.)
- Talgknötchen, wenn unter der Haut
- Hämorrhoiden
- Karies
- ätzendem Brennen
- überlanger und zu starker Menstruation
- Haarspitzenspaltung
- Husten, bellend mit tiefer Resonanz
- Husten mit Auswurf, der grießartig und hellgelb ist
- Zahnschmerzen bei geringster Berührung

- gutartigen Geschwülsten
- Schwellungen
- Verkalkung der Arterien

Äußerliche Anzeichen dafür sind:

- Würfelfalten am unteren Augenlid, an der Innenseite zur Nase
- Würfelfalten am Oberlid
- Glanz auf der Stirn, der leicht gelblich wirkt

2. Calcium phosphoricum D 6

- ist der Hauptbestandteil der Knochen
- fördert die Blutbildung
- bindet Eiweiß
- das Blutregenerationsmittel
- zur Knochenfestigung und Knochenerhärtung
- der Hauptzellbildner bei allen Prozessen der Neubildung und des Wiederaufbaus
- bei Regeneration und Rekonvaleszenz
- stärkt den Nervus vagus, hat beruhigenden Effekt
- aktiviert Kreislauf und Stoffwechsel
- fördert die Salzsäurebildung im Magen
- stärkt die ›innere Mitte‹
- wirkt abends als Schlafmittel
- wirkt morgens als Weckmittel

Es hilft bei:

- Knochenschwäche
- Krämpfen, Kribbeln
- Taubheitsgefühl der Muskeln
- Durchblutungsstörungen
- Muskelkrämpfen im Wachstum
- Herzklopfen und Herzschlagbeschleunigung
- Herzmuskelschwäche
- Überwachheit und Unruhe
- Angst und Depressionen
- Blutarmut (und Ferrum phos.)
- gestörter Blutbildung und -regeneration
- Erschöpfungszuständen und Schwächeanfällen
- Appetitlosigkeit

- Abmagerung
- Allergien
- zu geringer Milchmenge bei stillenden Müttern
- schlechter Hautdurchblutung
- Gicht und Rheuma
- Arthrosen
- Rachitis (weiche und kalkarme Knochen)
- schlecht schließenden Fontanellen
- schlechter Kallusbildung bei Knochenbrüchen
- Zahnungsbeschwerden der Kinder
- Husten, mit eiweißartigem Auswurf
- Hüsteln, meist nachts
- weißgelblicher Krustenbildung
- Nasenbluten
- Osteoporose, die Vegetarier weniger befällt als Fleischesser, da durch das Fleischessen mehr Harnsäure abgelagert wird, welche wiederum Calc. phos. bindet
- Kopfgrind

Äußerliche Anzeichen dafür sind:

- gelblichweiße Ohren und Nase
- Wachspuppengesicht, hell durchscheinend

3. Ferrum phosphoricum D 12

ist das Hauptmittel bei
- beginnenden Entzündungen und dem daraus entstehenden Blutandrang zum Kopf und leichtem Fieber
- der Blutbildung (Hämoglobin)
- fieberhaften Entzündungen aller Art
- akuten Entzündungsprozessen
- Infektionsanfälligkeit
- fieberhaften Erkältungskrankheiten

Es gilt als erstes Mittel bei allen frischen Wunden, Blutungen und Verletzungen jeder Art.

Es hilft bei:

- Schwächezuständen in den Muskeln
- typischem Eisenmangelkopfschmerz, der keine Bewegung verträgt
- hellroten Blutungen (gallertartig rinnend)
- niedrigem Blutdruck

- Sauerstoffmangel, auch bei mangelhafter Gewebsatmung
- Müdigkeit durch Sauerstoffmangel
- Muskelermüdung, -erschlaffung
- Muskelkater
- zu spät eintretender Menstruation
- Husten, der trocken und kitzelnd ist
- Schmerzen, die pulsierend und klopfend sind an ungewöhnlichen Stellen, wie Fingerspitzen, Zähnen, Ohren und den Beinen
- Frieren und Schüttelfrost
- Durchfällen

Äußerliche Anzeichen dafür sind:

- Röte auf der Stirn und weitergehend eine Art ›Feuerröte‹ im Gesicht, die die Nase ausspart, was mit erhöhter Temperatur einhergehen kann
- Hohläugigkeit, besonders an den inneren Augenwinkeln

4. Kalium chloratum D6

gilt als das Entgiftungsmittel und als Mittel für das zweite Entzündungsstadium. Es reguliert die Ausscheidung von Giften im Körper wie
- Impfgifte
- Arzneigifte
- Narkosegifte
- Nahrungsmittelgifte
- Atemgifte

Es wirkt auf die Schleimhäute regulierend.

Es hilft bei:

- Schmerzen, die bei Bewegung schlimmer werden
- niedrigem Blutzucker
- Kallusbildung der Knochen zusammen mit Calc. phos.
- der Aktivierung der Nebennieren
- Drüsen- und Lymphknotenschwellungen
- Lungen- und Rippenfellentzündung
- Polypenbildung
- schmerzhaften Schwellungen der Gelenke
- Sehnenscheidenentzündung
- Masern und Mumps
- Blutverdickung

- allen Schleimhautaffektionen in Nase und Mund, Magen und Darm
- katarrhalischen Erkrankungen jeder Art
- Bleichsucht
- weißgrauen, fadenziehenden zähen Absonderungen
- Bläschen mit Blutwasser gefüllt
- Thromboseneigung
- Warzenbildung
- wildem Fleisch (und Silicea)
- eingetrockneten Absonderungen, die mehlartig aussehen
- weißlich und weißgrau belegter Zunge

Äußerliche Anzeichen dafür sind:

- ein ›milchiges‹ Gesicht, wie Magermilch
- ein bläuliches Weiß, vor allem an den unteren Augenlidern

5. Kalium phosphoricum D6

Gilt als das große Nervenmittel und Nerventrost
- es regt den Sympathikusnerv an
- wirkt antiseptisch
- baut Stoffwechselgifte ab
- es ist für die Denk- und Nervenfunktion unentbehrlich
- hebt den Tonus
- dient der Zellregeneration

Es ist das Hauptmittel bei:

- hohem Fieber (etwa ab 38,5 Grad); Dosierung hier alle 3 Minuten 1 Tablette; oft sinkt das Fieber von 41 Grad bereits nach 20 Minuten
- es hält den Gewebszerfall auf und gilt als das biochemische Antisepticum

Es ist hilfreich bei:

- Blutvergiftung
- fauligen Wunden
- Mundfäule
- Zahnfleischbluten
- septischen Zuständen
- graufarbenen, schmierungsschmutzigen und stinkenden Ausscheidungen
- übel riechendem Fußschweiß und Schweiß
- fauligem, übelriechendem Stuhl

- sogenannter Stinknase
- Muskelschwäche wie Lähmung oder Tetanie
- Darmmuskelschwäche mit Verstopfung
- Wehenschwäche
- runden, kraterartigen Geschwüren, z. B. im Magen oder im Mund
- Nervenschwäche
- Nervenabstumpfung
- Herzmuskelschwäche
- Nervosität
- Denkversagen und vorübergehender Gedächtnisschwäche
- Neurasthenie
- Herabminderung der geistig-seelischen und körperlichen Fähigkeiten
- Ängstlichkeit

Äußerliche Anzeichen dafür sind:

- ›aschgrauer‹ Gesichtsausdruck um die Augen, auf der Oberlippe und dem Kinn
- deutlich erkennbarer kranker Gesichtsausdruck
- eingefallene Schläfen, wenn der Kalium-phos.-Mangel schon längere Zeit vorliegt, besonders bei ›Vieldenkern‹
- frühe Ergrauung der Haare, besonders an den Schläfen

6. Kalium sulfuricum D 6

Ist das Salz für das 3. Entzündungsstadium
es ist ein Muskelsalz und
zusammen mit Ferrum phos. Überträger für Sauerstoff
- es regt die Lebertätigkeit an
- es ist ein Stoffwechselregulator

Es ist hilfreich bei:

- chronischen Entzündungen
- Abschälung und Abschuppung der Oberhaut nach entzündlichen Erkrankungen
- Schuppenbildung auf klebrigem Grund
- Hautaffektionen, wie
Allergien und Ekzemen
Neurodermitis
Warzen, Epitheliome und
Hautunreinheiten

- braungelben schleimigen dicken Absonderungen der Haut, Zunge oder Katarrhen
- eiternden Augenentzündungen
- Fließschnupfen, wenn gelblich-weiß
- Nasen- und Nebenhöhlenerkrankungen
- Mittelohrerkrankungen
- Schleimrasseln in den Bronchien
- Leberleiden
- Eierstockserkrankungen
- Magendruck- und Völlegefühl
- Verdauungsbeschwerden
- Benommenheit und Unlust
- Verlangen nach frischer Luft. Geschlossene Räume werden als unangenehm empfunden oder führen zu Beklemmungen
- Beschwerden werden besser in frischer und kühler Luft
- Beschwerden verschlechtern sich in der Wärme und abends

Äußerliche Anzeichen dafür:

- braungelbe Färbung im Gesicht
- Sommersprossen
- unregelmäßige Pigmentierung

7. Magnesium phosphoricum D6

Ist das Mittel bei Schmerzen, Krämpfen und Koliken
- es senkt den Grundumsatz und den Cholesterinspiegel
- es steuert das gesamte vegetative Nervensystem und
- damit Herz, Kreislauf, Stoffwechsel und
- das Drüsensystem
- den Knochenaufbau und schützt neben Calc. fluor. und Calc. phos. vor Brüchen

Es ist hilfreich bei:

- Gallensteinkolik (hier 7 Tabletten in einem Glas heißer Flüssigkeit auflösen), schluckweise trinken. In schweren Fällen bitte wiederholen!
- Geburtswehen
- blitzartigen, schießenden, stechenden oder bohrenden Schmerzen
- Seitenstechen (Milzstechen); zusätzlich Natr. chlor.
- Darmbeschwerden aufgrund gestauter Gase
- zu geringer Peristaltik im Darm
- Blähungskoliken der Säuglinge

- Drüsenerkrankungen, wie an der Leber, Milz, Lymphdrüsen, Schilddrüse und den innersekretorischen Drüsen
- innerer Unruhe
- Übererregbarkeit, wie Lampenfieber und Examensangst
- Reisefieber
- Unsicherheit
- Herzrhythmusstörungen
- Herzinfarkt
- Angina pectoris
- Herzjagen
- Muskelzittern
- Erkrankungen der Herzkranzgefäße
- vegetativer Dystonie
- Störungen im hormonalen Bereich
- Übelkeit während der Schwangerschaft
- Einschlafschwierigkeiten
- Bedürfnis nach Genußmitteln wie Kaffee, Kakao, schwarzen Tee, Tabak und Alkohol
- Heißhunger mit Schmerzen, wenn der Magen leer ist
- Asthmaanfällen
- Neuralgien
- gegen die Beschleunigung des Alterns; zusammen mit Silicea. Eine Überdosierung von Vitamin D (Vigantoletten) verursacht Magnesium-phos.-Mangel!

Äußerliche Anzeichen dafür sind:

- die typische Magnesiumröte in hellrot auf den Wangen

8. Natrium chloratum D6 (Natrium muriaticum)

Ist für den Wasserhaushalt in der Zelle und im Gewebe zuständig und reguliert den Flüssigkeitsstoffwechsel
- ist an der Zellerneuerung und Blutbildung beteiligt
- und ein Schleimstoffbildner
- und wirkt wasseranziehend

Es ist hilfreich bei:

- der Giftausscheidung aus dem Körper
- der Bildung der Gelenkschmiere
- Gelenkgeräuschen (Knacken und Knarren der Gelenke)

- dem Aufbau des Knorpelgewebes
- der Schleimlösung in den Atmungsorganen
- Mangel an Magensäure (Sodbrennen)
- denen, die zu salzreich essen
- wäßrigem Fließschnupfen
- weißer Kopfschuppenbildung
- kalter Nasenspitze
- zu festem Muskelfleisch an Armen und Beinen
- offenen Beinen
- rissigen Lippen
- Brandblasen
- Kälteempfinden am Rückgrat, in den Händen und Füßen
- Haltungsfehlern durch Schwäche der Rückenmuskulatur
- Abneigung gegen viel Bewegung
- Bandscheibenschäden
- Harndrang ohne nennenswerten Urinabgang
- Durchfall, wäßrig und schleimig
- zu trockenen Schleimhäuten
- trockener Zunge
- Nachtschweiß (schmeckt salzig)
- brennendem Schweiß
- trockener Augenbindehaut mit Brennen
- zu starkem Speichelfluß
- Wassererbrechen und Schaumerbrechen
- salzigem Mundgeschmack
- Bläschen mit hellem Wasserinhalt
- Absonderungen und Auswurf, der wasserhell ist, glasig oder schaumig
- Absonderung und Auswurf, die im trockenen Zustand aussehen wie weiße Stärke
- schwachem Denkvermögen
- Kochsalzschäden (gefährlich, wenn dem Körper zusätzlich Magnesium und Vitamin B fehlen!)
- brennendem Durst durch Kochsalzschäden
- hellroten, wäßrigen Blutungen
- Müdigkeit und Mattigkeit
- feuchten Händen

Äußerliche Anzeichen dafür sind:

- wäßrig gedunsenes Gesicht
- Gelatineglanz
- schmierige Lidrandstreifen

9. Natrium phosphoricum D6

Wirkt bluterhaltend
- regelt den Fett- und Säurehaushalt
- sorgt für die Entsäuerung des Blutes

Es wirkt hilfreich bei:

- erhöhtem Harnsäurespiegel
- Blasen-, Gallen- und Nierensteinen
- rheumatischen Beschwerden
- Erbrechen saurer Art
- erhöhtem Cholesterinspiegel
- zu hohem Fettspiegel
- Herzverfettung
- Entartung der Blutgefäße
- Eiterungen und schlecht heilenden Wunden
- unreiner Haut, Mitesser, Eiterpickel
- Furunkulose, Abszessen
- Milchschorf
- Skrofulose
- Stirn- und Kieferhöhlenvereiterungen
- stark fettendem Haar
- fettigen Ausschwitzungen
- sauer riechendem Schweiß
- sauer riechendem Körpergeruch
- Arterienverkalkung
- großem Verlangen nach Süßigkeiten
- Fettleibigkeit und Fettsucht
- für die Ausscheidung der Stoffwechselendprodukte
- für die Regulierung des Säure-Basen-Gleichgewichts
- für die Fettverbrennung

Äußerliche Anzeichen dafür sind:

- Fettglanz (speckig)
- Mitesser
- großporige Haut um Nase und Kinn
- löcherige, narbige und unebene Haut deutet auf jahrelangen Mangel hin
- gerötetes Mittelgesicht, vor allem gerötete Nasenflügel
- Hängebacken

10. Natrium sulfuricum D 6

Wirkt auf die Galleflüssigkeit, auf den Dickdarm, auf die Leber
- reguliert die Schlackenstoffausscheidung
- reguliert den Zuckerstoffwechsel

Es ist hilfreich bei:

- Stoffwechselstörungen
- Leber- und Galleleiden
- Galle-Erbrechen
- galligen Durchfällen
- Gelbsucht
- Windstauungen im Darm
- Leibschmerzen, die schneidend sind
- Schweregefühl in den Beinen und Füßen, besonders in den Waden
- Mattigkeit und Zerschlagenheit
- Benommenheit im Kopf
- Schmerzen in den Augen beim Kopfbeugen nach vorne
- Wasseransammlungen (Ödeme)
- Herzwassersucht
- Bauchwassersucht
- Bettnässen
- Hautjucken
- Frostschäden an Fingern, Nase, Ohren und Zehen
- Durchblutungsstörungen
- zu viel Milch bei stillenden Müttern
- bitterem Geschmack im Mund
- bitter schmeckendem Schweiß
- Schweiß, der die Wäsche grün färbt
- Absonderungen und Auswurf sind grünlich, grüngelb und wäßrig
- Akne, die blaurot entzündet ist, meist unter der Haut
- Diabetes
- Vermehrung der weißen Blutkörperchen (Chlorose)

Äußerliche Anzeichen dafür sind:

- eine grünlich-gelbe Gesichtsfarbe
  meist an der Schläfengegend, am Nasensattel und an der Nasenwurzel,
  vor den Ohren und über der Oberlippe
- gelbstichiges Augenweiß
- eine entzündliche Röte auf der Nasenspitze
- eine bläulich-rote Nase, die sogenannten Schnapsnase

11. Silicea D 12

Bindet Harnsäureablagerungen und führt sie über die Lymphe ab
reguliert die Nervenfunktion und deren Leitfähigkeit
bildet Bindegewebe und wirkt gewebsfestigend

Es ist hilfreich bei:

- Bindegewebsschwäche
- Bänderschwäche zusammen mit Calc. fluor.
- Abmagerung des Bindegewebes
- Unterernährung
- schlechter allgemeiner Körperverfassung
- Abgeschlafftheit morgens
- Gefäßerweiterungen
- Bedürfnis nach Bewegung
- Harnsäuremangel infolge von zu starkem Natr.-phos-Mangel
- schlaffer, dünner, trockener, spröder und unreiner Haut
- langwieriger und schlechter Wundheilung
- gereizten und überempfindlichen Nerven
- Schreckhaftigkeit
- Zerstreutheit
- Haarausfall
- langsamem Haarwuchs
- Haarspaltung und sprödem Haar (zusammen mit Calc. fluor.)
- schmerzendem Haarboden
- Kahlköpfigkeit
- Hand- und Fußschweiß durch schlechte Säfteausscheidung
- Härtegefühl beim Liegen im Bett
- Lichtempfindlichkeit
- Geräuschempfindlichkeit
- Zucken der Augenlider
- Unruhe der Arme und Beine beim Einschlafen
- ruhelosem Schlaf ohne Erholung
- kann erst gegen Mittag richtig geistig denken
- Sehschwäche infolge mangelnder Anpassungsfähigkeit der Augenmuskeln
- Funken- und Punktesehen
- Kopfschmerzen, über den Augen und Schläfen
- Ischias
- Berührungsschmerz
- Härtegefühl, um den Kopf herum

- Kälteempfindung im Kopf und in der Herzgegend
- vorzeitigen Falten
- vorzeitigem Grauwerden
- vorzeitigem Altern
- gesteigertem Verlangen nach Süßigkeiten
- zur Schweißregulierung
- zur Schmerzlinderung
- Karzinomgefahr
- eiternden Entzündungen und Geschwüren
- Aftereinrissen und Fisteln
- Neigung zu Blutergüssen, zum Absorbieren von Blutergüssen

Äußerliche Anzeichen dafür sind:

- Augenhöhlen
- Krähenfüße, vorzeitige Faltenbildung
- Hauterschlaffung, frühe Alterserscheinungen
- spiegeliger Glanz an der Nasenspitze und später im ganzen Gesicht, wobei die Poren geschlossen sind

12. Calcium sulfuricum D 6

für das geschwächte Abwehrsystem als Entgiftungsmittel

Es wirkt hilfreich bei:

- chronischen und eitrigen Entzündungen
- Absonderungen und Auswurf, der gelbgrün und zum Teil blutig-eitrig ist
- chronischem Schnupfen, der gelbgrün und blutig ist
- Binde- und Hornhautentzündungen
- Mittelohrentzündungen
- Harnwegsentzündungen
- chronischen Mandelentzündungen
- chronischer Bronchitis mit gelbgrünem, evtl. blutig-grünem Auswurf
- Verlangen nach Stimulation aufgrund Schwäche des Abwehrsystems

Chronische eitrige Entzündungen schwächen das Abwehrsystem und deuten immer auf stark nachlassende Kräfte hin. Hier dringend nach dem Herd oder Focus suchen. Dies kann eine unbemerkt eiternde Zahnwurzel sein oder eine geopathische Belastung.

Was hält unseren Körper zusammen?

Unser Körper wird ganzheitlich von Körperbausteinen, Gedanken und Gefühlen zusammengehalten. Die wichtigsten Körperbausteine sind nicht die Vitamine, nicht die tägliche Nahrung, sondern die richtigen Mineralien. Mineralien sind die Bausteine für alle Zellen im Körper. Welche Mineralien sind dies?

Mineralien

Calcium
ist das wichtigste und wertvollste Mineral. Genügend Calcium im Körper bedeutet:
Kraft und Energie
Entscheidungsfähigkeit
Richtige und gute Gedankenarbeit (Leistung)

Besonders viel Calcium braucht der Körper bei Osteoporose, Arthritis und Rheumatismus.

Wenn der Körper zu wenig Calcium
zur Verfügung hat,
– kann es zu Stottern und Stammeln kommen,
– besteht Prolapsgefahr (Bandscheibenvorfall),
– größere Schmerzempfindlichkeit,
– weiche Knochen, und das Gewebe kann sehr schmerzempfindlich reagieren.

Calcium kann übrigens nicht aufgenommen werden, wenn nicht genügend Jod vorhanden ist.

Weitere Hinweise siehe Schüsslersche Zellsalze.

Zink

ist grundlegend wichtig für die Arbeit oder Funktion aller Vitamine. Zink ist eine Komponente für Insulin. Zink ist zuständig für gute Haut, die Nägel und das Wachstum der Haare. Wir brauchen Zink für eine schnellere Heilung von Schnitten und Verbrennungen.

Falls uns Zink fehlt,
stellen wir fest, daß
— vermehrt Kratzer auf der Haut sichtbar bleiben
— weiße Flecken auf den Fingernägeln
— mangelhafte Sexualfunktion
— Müdigkeit
— verlängerte Wundheilung

Zink wird auf jeden Fall dringend gebraucht bei Diabetes, für gutes Gehör und die Gehirnfunktion.

Chrom

Chrom ist verantwortlich für den Glukose-Stoffwechsel. Glukose gibt uns Energie! Chrom ist für eine bessere Insulinabgabe zuständig.

Zu wenig Chrom
kann die Ursache sein
— für starke Müdigkeit
— Energielosigkeit
— Blutzuckerschwankungen
— Blutunterzucker
— aber auch bei zuviel Blutzucker und Diabetes

Eisen

Eisen ist notwendig, um den Sauerstoff zu transportieren von der Lunge zu den anderen Körperteilen über den Blutkreislauf. Eisen stärkt die Nerven, Muskeln und das Blut. Eisen ist ein natürlicher Schutz vor Schadstoffen durch Umweltgifte.

Zu wenig Eisen bedeutet
— vermehrt die Einlagerung von Cadmium
— chronische Müdigkeit durch Sauerstoffmangel
— blasses Aussehen

– Verstopfung
– Haarausfall
(mehr darüber s. Schüsslersche Zellsalze)

Ein zu hoher Eisenspiegel hemmt die Aufnahme von Zink!

Natrium

Wir brauchen Natrium für unseren Magensaft und für unsere Körperflüssigkeiten. Es ist notwendig, um Säure im Körper aufzuheben. Natrium hält die anderen Mineralien im Blut flüssig. Wir brauchen es auch zur Muskelanspannung und Muskelkontraktion.

Die meisten Menschen jedoch nehmen *zuviel Natrium (Salz)* zu sich, was wiederum folgende Beschwerden zeigt:
– Schwindel
– Zurückhalten von Wasser im Gewebe
– Defizit von Kalium (s. Schüsslersche Zellsalze)

Kalium

Kalium hält die elektrische und magnetische Energie in unserem Körper aufrecht, ist zuständig für die Erneuerung des Gewebes, der Knochen und der Muskeln. Unsere Muskeln halten sich mit Kalium beweglich. Außerdem brauchen wir es für das normale Wachstum und für den rhythmischen Herzschlag. Die Nieren werden angeregt, Wasseransammlungen auszuschwemmen.

Falls wir an Kaliummangel leiden,
äußert sich das durch
– Herzschwäche, eventuelle Anfälle von Herzjagen
– Herzrhythmusstörungen
– zu schwache Reflexe, zu schwacher Muskeltonus
– Neigung zu Ödemen
– trockene Haut

Fast immer ist Kaliummangel durch Nebenwirkungen von Medikamenten entstanden. Dazu gehören viele harntreibende Mittel und besonders Abführmittel.

Mangan

Mangan aktiviert eine ganze Reihe von Enzymen, speziell für die Bildung von Kollagenen und Mukopolysacchariden als ein Bestandteil des Stütz- und

Bindegewebes in Haut, Knorpel, Sehnen und Knochen. Mangan ist Nahrung für Gehirn und Nerven.

Falls zu wenig vorhanden
ist, können folgende Symptome auftreten:
— mangelnde ›Gelenkschmiere‹ (Synovia)
— läßt den Blutzuckerspiegel ansteigen (bei Unterzucker)
— Unfruchtbarkeit, Schwangerschaftsschwierigkeiten
— Schwindel
— Neigung zu Allergien

Wenn Mangan zugeführt wird, muß Zink dazugegeben werden.

Kupfer

brauchen wir für die Eisenaufnahme im Körper, für das Knochenwachstum und den Erhalt der Knochen und für die Herstellung von RNA in den Körperzellen.
   Selten kommt ein Defizit vor, aber *falls ein Mangel an Kupfer vorliegt,* kann es zu
— Anämie und
— Ödemen kommen.

Auf der anderen Seite kann ein Zuviel an Kupfer ein Zinkdefizit verursachen.

Jod

Jod ist wichtig für eine richtige Schilddrüsenfunktion. Jod spielt außerdem eine Hauptrolle in unserem Energiehaushalt und ist für den Stoffwechselvorgang zuständig.

Zu wenig Jod kann
sich äußern in
— Verstopfung oder Gewichtsabnahme oder -zunahme
— Nachlassen der körperlichen und geistigen Leistungsfähigkeit
— zu trockener Haut und strähnigen Haare
— Kälteempfindlichkeit
— Menstruationsstörungen
— Kropf

Phosphor

Phosphor sollte nur zusammen mit Calcium genommen werden (siehe Schüsslersche Zellsalze).

Meist nehmen wir zuviel Phosphor auf. Es ist vorhanden vor allen Dingen in Süßigkeiten, Limonaden und Fleisch. Zuviel Phosphor kann zur Entkalkung führen (Osteoporose). Auch Männer sind davon betroffen. Oft verursacht durch Cola-Getränke. Studien an Kindern haben gezeigt, daß durch zuviel Phosphor in der Nahrungsaufnahme auffallende Verhaltungsveränderungen auftreten.

Typische Zeichen sind:
- Reizbarkeit
- Vergeßlichkeit
- Aggressivität
- Konzentrationsstörungen
- kurz gesagt, ›Zappelphilipp‹

Mit Calcium zusammen als Calciumphosphat ist es ein Baustoff für alle Knochen.

Selen

Selen galt bis 1957 als Gift. Versuche zeigten jedoch, daß es ein sehr wertvolles Spurenelement ist. Es ist Bestandteil eines Enzyms (Gluthathionperoxidase), welches als Antioxidans wirkt. Es stärkt das Immunsystem und schützt das Herz besonders vor Herzmuskelerkrankungen. Selen ist wirksam gegen Immunschwäche und Tumore. Es kann helfen bei Schuppenflechte (Psoriasis), bei Grauem Star und chronischem Gelenkrheumatismus. Selen macht Umweltgifte im Körper unschädlich, auch Quecksilber. Falls eine Selenvergiftung vorliegen sollte, äußert sich das durch knoblauchartigen Mundgeruch, Haarausfall und Ausfall der Fingernägel.

Vitamine sind keine Medikamente

Wenn wir genügend Mineralsalze in unserem Körper haben und dafür sorgen, daß unsere Verdauung gesund und normal – ohne Abführmittel – arbeitet, ist der menschliche Körper in der Lage, alle Vitamine selbst herzustellen! Es ist sogar so: Wenn der ganze Verdauungstrakt richtig funktioniert, ist auch genügend Vitamin B vorrätig!

Unser Körper kann selbst Vitamine herstellen, aber keine Mineralsalze!

Vitamin A wird produziert über das rechte Schlüsselbein
Vitamin B stammt von einem gesunden Verdauungssystem
Vitamin B_{12} wird produziert von dem linken Schlüsselbein
Vitamin C kommt über das Steißbein
Vitamin D wird produziert vom Brustbeinende
Vitamin E wird produziert von der letzten Rippe
Vitamin F stammt vom linken Bein
Vitamin K wird produziert über das rote Knochenmark
Interferon wird produziert vom Dünndarm

Jedoch wegen der heutigen Umweltbelastungen und wegen zuviel Streß müssen wir unserem Körper zusätzlich Vitamine geben.

Vitamin A

Vitamin A (Provitamin A, wenn pflanzlichen Ursprungs)
Bitte beachten, daß dieses Vitamin erst durch Fett löslich wird. Wir brauchen Vitamin A für unsere Augen, besonders, wenn wir schlecht sehen oder nachtblind sind. Vitamin A ist notwendig zur Bildung von Sehpurpur.

Vitamin A wirkt gegen vorzeitiges Altern, speziell gegen Altersflecken der Haut und auf die äußeren Schichten des Gewebes.

Es hilft, Krankheiten schneller zu überwinden.

Besonders wirksam bei Atemwegserkrankungen und beim Emphysem.

Es steigert das Wachstum und ist gut für Knochen, Haut, Haare, Zähne und Zahnfleisch sowie bei Akne und anderen Hauterkrankungen, bei Schilddrüsenüberfunktion.

66

Wenn wir zu wenig Vitamin A besitzen, können wir unter
— Nachtblindheit und Bindehauterkrankungen leiden.

Wir haben erhöhten Vitaminbedarf bei
— Einnahme der Pille und bei Einnahme von Vitamin E.

Vitamin A wirkt am besten mit einem Vitamin-B-Komplex, Vitamin D und E, Calcium, Phosphor und Zink (Zink brauchen wir, damit die Leber das gespeicherte Vitamin A abgeben kann).

Vitamin A in der Nahrung kommt vor
in gelbem Obst, wie Aprikosen, Pflaumen, gelben Äpfeln; in grünem und gelbem Gemüse, Karotten, in Milch und Milchprodukten sowie Lebertran und Leber.

Vitamin B_1

Dieses Vitamin ist wasserlöslich. Ein Überschuß wird vom Körper wieder ausgeschieden.

Wir brauchen Vitamin B_1 besonders bei der Genesung von Krankheiten, nach operativen Eingriffen, bei Streß, für bessere Nervenkraft. Wenn unser Nervensystem genügend Vitamin B_1 besitzt, sind wir weniger leicht gereizt, und unsere mentale Ausstrahlung wirkt wohltuend auf die Mitmenschen.

Vitamin B_1 wirkt außerdem harntreibend. Ideal bei der Austreibung von Nieren- und Gallensteinen, zusammen mit Magnesium.

Vitamin B_1 steigert das Wachstum. Es fördert den Verdauungsvorgang, ganz besonders bei Kohlehydraten.

Es ist unerläßlich für das gesunde Nervensystem, die Muskeln und das Herz. Es verringert die Anfälligkeit bei Reisekrankheiten. Es verringert Schmerzempfindlichkeit, wenn Nerven beteiligt sind, auch bei Gürtelrose.

Wir haben erhöhten Vitamin-B_1-Bedarf bei
— Krankheiten, Verletzungen, auch emotionaler Art
— Angst, nach Operationen
— Rauchern, erhöhtem Süßigkeitskonsum, Alkohol
— Schwangerschaft, Stillen, Pille
— bei Medikamenten gegen Sodbrennen

Vitamin B_1 kommt in der Nahrung vor
in Vollkorn, Vollwertreis, Haferflocken, Nüssen, Trockenhefe, Weizenkleie, in den meisten Gemüsesorten und Milch.

Vitamin B$_2$

Wasserlöslich. Vitamin B$_2$ wird nicht im Körper gespeichert. Ideal bei Streß und Schwangerschaft und Stillen. Vitamin B$_2$ brauchen wir für die Fortpflanzung und als Wachstumshilfe. Es ist gut für Haut, Haare und Fingernägel. Es hilft bei der Heilung von trockenen und spröden Lippen und Mundhöhle, sowie bei angeschwollener Zunge.

Sehr gut bei ermüdeten Augen.

Es hilft mit anderen Substanzen beim Abbau von Fett und Protein und von Kohlehydraten.

Wenn wir zu wenig Vitamin B$_2$ besitzen, zeigt sich das durch spröde und rissige Haut besonders an Mund, Lippen und Genitalien. Wir brauchen Vitamin B$_2$ bei der Einnahme der Pille! Vitamin B$_2$ wirkt am besten mit Vitamin C und Vitamin B$_3$ = Niacin.

Vitamin B$_2$ kommt in der Nahrung vor
in Milch, Leber, Käse, grünem Blattgemüse, Hefe, Fisch.

Vitamin B$_3$ (Niacin)

Wasserlöslich. Unser Körper kann Niacin selbst herstellen, mit Hilfe von Tryptophan und den Vitaminen B$_1$, B$_2$ und B$_6$. Es ist absolut notwendig für Nervensystem und Hirn. Es ist wichtig für die Synthese der Sexualhormone.

Es ist nötig zum reibungslosen Ablauf des Verdauungsvorgangs (dadurch bessere Verwertung der Nahrung), gegen manche Arten von Durchfall, für gesündere Haut, zur Vorbeugung gegen Migräne, für den Kreislauf, gegen hohen Blutdruck, hilft bei Menière-Schwindel, nützlich bei schlechtem Atem durch eine schlechte Verdauung, senkt Cholesterin und Triglyceride.

Wenn wir zu wenig B$_3$ (Niacin) besitzen, kann es zu
— negativen Charakterveränderungen oder Persönlichkeitsveränderungen kommen
— Pellagra (Haut- und Schleimhautveränderungen)
— Gicht

Vitamin B$_3$ (Niacin) kommt in der Nahrung vor
in Vollkornprodukten, Weizenkeimen, Avocados, Datteln, Feigen, Bierhefe, Backpflaumen, gerösteten Erdnüssen, magerem weißem Fleisch, Fisch, Eiern, Leber.

Vitamin B$_6$

Wasserlöslich. Wird wieder aus dem Körper ausgeschieden. Es ist wichtig für die Aufnahme von Fett und Eiweiß. Es hilft den Darmbakterien zusammen mit Gemüse. Notwendig bei Schwangerschaft und während der Stillzeit. Unser Magen braucht B_6 für die Salzsäureproduktion. Und es ist notwendig für die Herstellung von Magnesium im Körper, von roten Blutkörperchen und Antikörpern und für die Aufnahme von B_{12}. Vitamin B_6 verringert nächtliche krampfartige Schmerzen in den Muskeln und in den Beinen, und es hilft gegen Kribbeln der Hände und bei Nervenentzündungen und verringert Periodenschmerzen.

Wenn wir zu wenig Vitamin B_6 besitzen, zeigt sich
— Anämie
— Mitesser und übermäßige Talgabsonderung

Vitamin B_6 kommt in der Nahrung vor
in Weizenkleie, Weizenkeimen, Zuckermelone, Kohl, Soja, Milch, Bierhefe, Eiern.
   Wenn Sie sehr viel Fleisch und Käse essen, kann ein erhöhter Bedarf vorliegen!
   Vitamin B_6 kann bei Diabetes den Blutzucker senken. Hervorragend hilft es bei Parkinson und Arthritis.

Vitamin B_{12}

Wasserlöslich. Wird nicht über den Magen aufgenommen. Wir brauchen zur Absorption Calcium, damit es wirkt. Die Schilddrüse hilft normalerweise bei der Aufnahme. Wir brauchen Vitamin B_{12} zusätzlich bei Schwangeren und während des Stillens,
bei Alkoholikern,
bei Vegetariern,
bei Personen, die zuviel Fleisch, Wurst oder Käse und Eier essen,
für Frauen, die Krämpfe vor oder während der Periode haben.

Wenn wir zu wenig Vitamin B_{12} besitzen, kann es zu Anämie kommen und zum Teil zu Hirnschäden.

Vitamin B_{12} kommt in der Nahrung vor
in Milch, Käse, Eiern, Leber, Rindfleisch, Nüssen.

Vitamin C

Wasserlöslich. Unser Körper benötigt Vitamin C für das Kollagen, das wir bei Heilung und Wachstum für Knochen, Zähne, Zahnfleisch, Zellen und Blutgefäße brauchen. Eisen braucht Vitamin C, um im Körper aufgenommen werden zu können.

Vitamin C steigert die Abwehrkraft und verstärkt den Schutz gegen Umweltgifte und krebserregende Stoffe. Es ist gut für den Blutfluß in den Adern, senkt den Cholesterinspiegel, wirkt abführend. Wir bleiben länger fit, weil das Kollagen unterstützt wird.

Wir brauchen Vitamin C zusätzlich bei Schwangeren und wenn die Pille eingenommen wird, außerdem bei Rauchern, dort wo viel Kohlenmonoxidausscheidung vorliegt.

Bitte, denken Sie daran, wenn Sie Vitamin C einnehmen, auch Magnesium dazuzunehmen, sonst können sich Gallen- oder Nierensteine bilden.

Wenn wir zu wenig Vitamin C besitzen, kann sich das zeigen durch
— Zahnfleischbluten, Skorbut
— Infektanfälligkeit

Vitamin C kommt in der Nahrung vor in
Zitronen, Orangen
Beeren, Acerola-Kirsche (hat 16mal mehr Vitamine C als eine Zitrone)
allen grünen Blattgemüsen
Tomaten, Blumenkohl
Kartoffeln, Paprika
Petersilie

Vitamin D

Fettlöslich. Vitamin D wird über das Sonnenlicht oder über Nahrung, die von der Sonne gespeist wurde, aufgenommen. Unsere heutige Umwelt — Dunst und Smog — behindern die natürliche Aufnahme, weil das Sonnenlicht nicht voll wirken kann. Deshalb ist es so wichtig, Licht, Luft und Sonne so oft wie möglich zu tanken!

Vitamin D unterstützt die Aufnahme von Vitamin A, die Ausnutzung von Phosphor und Calcium, um Zähne und Knochen zu ernähren.

Es hat sich bewährt bei Behandlung von Bindehautentzündungen. Das Tragen von Sonnenbrillen vermindert die Bildung von Vitamin D entscheidend.

Wenn Sie zu wenig Vitamin D besitzen, dann kann sich das zeigen durch
— Rachitis
— Zahnverfall
— Knochenerweichung und Osteoporose

Vitamin D kommt in der Nahrung vor in
Milch, Milchprodukten
Butter (reines Butterschmalz, Ghee siehe Seite 39)
Lebertran

Vitamin E

Fettlöslich. Im Gegensatz zu anderen Vitaminen kommt es im Körper vor in der Hirnanhangdrüse, in den Nebennierendrüsen, im Blut, in Gebärmutter, Leber, Herz, Muskeln, Hoden und Fettgewebe. Es ist wichtig für die Durchblutung, es verhindert die Oxidation von Fettbestandteilen, von Vitamin A, C und Selen. Vitamin E bringt mehr Sauerstoff in den Körper, es schützt die Lunge mit Vitamin A zusammen vor Luftverschmutzung, es läßt Sie frischer aussehen, weil die Zellen langsamer altern, es hilft Fehlgeburten zu verhindern, es hilft bei der Heilung der Haut, bei Narben und Verbrennungen, es sorgt für flüssigen Blutfluß und löst Blutklümpchen auf.

Wenn Sie zu wenig Vitamin E besitzen, zeigt sich das in:
- Muskelkater, Beinkrämpfen
- Muskelschwund
- Störungen der Fruchtbarkeit
- Zerstörung der roten Blutkörperchen
- Störungen in den Wechseljahren
- einigen Formen der Anämie

Wenn Sie gechlortes Trinkwasser haben, brauchen Sie mehr Vitamin E.

Vitamin E kommt in der Nahrung vor in
Pflanzenöl
Vollkornprodukten, Hafer
Weizenkeimen, Soja
Brokkoli, Rosenkohl, Spinat, Blattgemüse
Eiern

Vitamin F (Linolensäure)

Fettlöslich. Es stammt aus den ungesättigten Fettsäuren der Nahrungsmittel.
Eine Tagesmenge wäre zum Beispiel zwölf Teelöffel Sonnenblumenkerne. Vitamin F verhindert Cholesterinablagerungen in den Adern. Es macht gesunde Haut und Haare, Nägel und Zellen.
Es regt die Drüsenfunktion an und bewirkt, daß Calcium von der Zelle aufgenommen wird.
Es schützt das Herz und ist ideal als Schutz gegen Röntgenstrahlen.

Wenn Sie zu wenig Vitamin F besitzen, zeigt sich das in
- Akne
- Hautausschlägen, Ekzemen
- Bronchialasthma, Heuschnupfen
- Kahlköpfigkeit

Vitamin F kommt in der Nahrung vor in
allen Pflanzenölen, besonders aus Weizenkeim, Sonnenblumenkernen, Leinsamen, Soja, Erdnüssen und Saflor
Sonnenblumenkernen
Mandeln
Walnüssen und anderen Nüssen (außer Cashew und Paranuß)

Teil IV

Therapie nach Stichworten

Äderchen, geplatzte

Alkohol, Kaffee und Tee sollte man ganz streichen oder auf ein Minimum reduzieren. Extreme Temperaturunterschiede sollten so weit wie möglich vermieden werden.

Farbe:

Blau + Türkis

Erfahrungsheilkunde:

Kneippsche Wasseranwendungen

Schüsslersche Zellsalze:

Calcium fluoratum D 12

Aromaöle:

Kamillen-, Petersilien- und Rosenöl.
Für die Behandlung gewöhnlich in einer Lotion, mit der das Gesicht zweimal täglich massiert wird.

Akne

Farbe:

1. Farbe Violett wird, am besten mit Pyramidenfokus, auf die Mitte des Scheitelchakras gestrahlt.
2. Farbe Gelb wird in der Mitte des unteren Rippenbogens, links und rechts, auf die Leber gestrahlt (Leberakupunkturpunkte) sowie hinten auf die Nierenpole.

Erfahrungsheilkunde:

Bitte überprüfen, ob noch Amalgam in den Zähnen vorhanden ist! Falls ja, bitte sanieren lassen.
Stiefmütterchentee
Hepar sulf. D6 – D30
evtl. liegt eine Schweinefleischunverträglichkeit vor, hier müßten beim Homöopathen die Gifte mit entsprechenden Nosoden ausgeleitet werden.
Bitte meiden Sie Süßigkeiten, gezuckerte Getränke, Schokolade, Kaffee, Zitrusfrüchte!
Sorgen Sie für ausreichende Verdauung!

Schüsslersche Zellsalze:

Silicea D12, Natrium phos. D6

Bach-Blüten:

Crab Apple

Aromaöle:

Am wirksamsten sind Lavendel und Bergamotte: Beide wirken bakterizid.
Geranienöl kann herangezogen werden, um die Talgsekretion ins Gleichgewicht zu bringen.
Für die Körpermassage sind Rosmarin und Geranie zu empfehlen.
Wenn sich der Zustand bessert, kann eine Mischung von Weizenkeimöl mit Lavendel und Neroli aufgetragen werden, um die Narbenbildung so gering wie möglich zu halten.

Aktivität, Hyperaktivität

Bei hyperaktiven Kindern kommen als Ursache für Überaktivität vor allem zuviel Phosphor in der Nahrung (Tiefkühlkost!) oder Würmer in Frage.

Farbe:

Bei Überfunktion:
1. Farbe Indigo auf das dritte Auge zur Beruhigung.
2. Farbe Purpur auf Nieren- und Nebennierenpole.
Bei Unterfunktion:
Farbe Scharlachrot auf Herz und Nierenpole.

Allgemeine Anregung und Normalisierung des Säftehaushalts (Funktionsausgleich und Anregung der innersekretorischen Drüsen)
1. Farbe Grün auf das dritte Auge strahlen.
2. Farbe Türkis auf das Kehlkopfchakra (Schilddrüse) strahlen.
3. Farbe Gelb an die Leber strahlen (Punkte siehe Akne).
4. Farbe Violett an die Milz strahlen.
5. Farbe Orange auf die Mitte der Schamhaargrenze.
6. Farbe Rot an das Steißbein bzw. Kreuzbein strahlen.

Erfahrungsheilkunde:

Teemischung:
je ⅓ aus Hopfen, Melisse und Baldrian abends 2 Tassen
Kindertee zur Beruhigung:
Anis, Dill, Melisse und schwarzer Holunder, eine Mischung zu gleichen Teilen, abends 1 Tasse.

Schüsslersche Zellsalze:

Magnesium phos. D6 zur Nervenharmonisierung

Bach-Blüten:

zur Harmonisierung: Centaury, Holly, Agrimony

Aromaöle:

Lavendel

Allergien

Symptombild:

Allergische Reaktionen als eine Form von ›Frauenbeschwerden‹ machen sich vor allem bemerkbar als rote Flecken, ›Quaddeln‹, Schwellungen, vor allem an Augen, Lippen und Genitalien, Juckreiz, auch im Genitalbereich.

Ursachen und Bedeutung:

Allergien werden oft durch Natriumglutamat, Farbstoffe, Zusätze oder Konservierungsmittel oder durch Zufuhr von Proteinen nach 14 Uhr ausgelöst. Der Körper braucht acht Stunden, um Eiweiße zu verdauen. Zu Allergien kann es sowohl aufgrund materieller wie psychischer Ursachen kommen. Zu den wesentlichen materiellen Ursachen gehören Synthetikstoffe in der (Bett-)Wäsche, aber auch bei Kondomen!; Kupferspiralen und mancherlei andere Verhütungsmittel; künstliche Farbstoffe im Essen; rauchende Umwelt; viele (Haushalts-)Desinfektionsmittel; Weichspüler; Intimsprays; parfümierte Seifen; synthetische Parfüms usw.; unedle Metalle bei Plomben oder Implantaten.

Die wesentliche Ursache für psychische Allergien bei Frauen ist die innere Abneigung oder Ablehnung gegen Eigenschaften einer Person (auch des eigenen Partners!), bzw. gegen die Person selbst, die man sich aber nicht eingesteht. Die Handlungsweise oder die ganze Person ist einem zuwider. Allergie kann auch eine Hitzeentwicklung mit sich bringen, weil der Organismus die Substanz, welche die Allergie auslöst, verbrennen will. Das kann zu den typischen roten Flecken auf der Haut und zu Fieber führen.

Behandlung:

Zunächst muß festgestellt werden, ob es sich um eine materiell oder psychisch bedingte allergische Reaktion handelt. Bei materiell bedingten Reaktionen muß der auslösende Stoff bestimmt werden. Dieser Stoff muß dann von der Patientin vermieden und schließlich müssen Reste des Allergieauslösers im Körper bzw. eventuell noch im Körper vorhandene Schwingungsinformationen der Allergie herausgelöst werden.

Bei psychisch bedingten Ursachen für Allergien bedarf es einer emotionalen Klärung für sich selbst − eventuell mit Hilfe eines/r Behandlers/in, damit wir uns nicht unnötig etwas ›vormachen‹, und dann einer geeigneten Auseinandersetzung bzw. Auflösung der Ursachen. Von der naturheilkundlichen Seite her haben sich in solchen Fällen die Bach-Blüten-Essenzen sehr bewährt, weil sie direkt auf die Schwingungsebenen der Psyche wirken. Ein einfaches, offenes und vertrauensvolles Gespräch mit einer unbeteiligten Person kann schon Wunder wirken — es ist besser, dieses Gespräch nicht mit der ›besten Freundin‹ zu führen, sondern mit einem/r Therapeuten/in, falls es mit dem eigenen Partner (noch) nicht geht.

Farbe:

Betroffene Stellen mit Grün (zur Neutralisierung) und Blau (zur Beruhigung) bestrahlen; mit Orange (zur Entspannung von Verkrampfungen) an die Mitte der Schamhaargrenze bestrahlen.

Erfahrungsheilkunde:

Dazu empfiehlt sich neben klassischen homöopathischen Mitteln — wie Hepar sulf., Nux vomica oder Sulfur — zum Beispiel eine Reinigungs- und Fastenkur.
(Cortison, ein künstliches Hormon, ist kein Heilmittel und sollte — wenn es sich nicht um lebensbedrohliche Situationen handelt — im eigenen Interesse vermieden werden.)
Vitamin-B-Komplex, Pantothensäure L (B$_5$)

Schüsslersche Zellsalze:

Calcium phos. D6 bei weißlich gelblicher Kruste;
Natrium chlor. D6 bei weißlichen Schuppen;
Natrium sulf. D6 bei weichen blauroten Entzündungen.

Bach-Blüten:

Aus der Gruppe 5 ›Überempfindlichkeit‹: Agrimony, Centaury, Holly, Walnut
Aus der Gruppe 7 ›Übertriebene Sorge‹: Chicory

Aromaöle:

Am geeignetsten sind Kamille, Lavendel und Melisse, die je nach Art der allergischen Reaktionen Bädern, Kompressen, Inhalationen, Lotionen etc. beigegeben werden.
Abbau des Streßpegels: Bergamotte, Jasmin, Muskatellersalbei, Neroli, Rose, Sandelholz und Ylang-Ylang.

Angst

<u>Symptombild:</u>

Angst kann sich körperlich bemerkbar machen mit flatterndem Magen, Herzstichen, eingeschnürter Kehle, Druck auf der Brust bzw. Beklemmungen, schwitzenden Händen, kalten Füßen, Blässe im Gesicht, Durchfall, Platzangst, Herzrasen, Fieber, Krämpfen, Unruhe, Konzentrationsmangel, Gefühle von Handlungsunfähigkeit, sich Einschließen, Angst vor Menschen, Angst vor Dunkelheit, Angst vor dem Telefon, Angst vor Geräuschen.

<u>Ursachen und Bedeutung:</u>

Die Angst, allein zu sein, tritt in der Lebensmitte am häufigsten auf. Aber Angst hat auch viele andere Gesichter: die Angst vor dem Älterwerden; die Angst, nicht (mehr) geliebt bzw. begehrt zu werden; die Angst, nicht (mehr) gebraucht zu werden; Angst vor der vermeintlichen Sinn- oder Ziellosigkeit des Lebens (siehe auch Depressionen); Angst, das Leben ›verpaßt‹ zu haben; (unbegründete) Angst vor Krankheiten; Angst, daß irgend etwas Unheilvolles passieren könnte; Angst, nicht (mehr) zu lieben bzw. geliebt zu werden; Angst, keinen Selbstwert (mehr) zu besitzen bzw. ihn nie gewonnen oder inzwischen verloren zu haben; Angst vor Neuem und vor der Zukunft. (Eine gar nicht so seltene Nebenwirkung dieser Angst vor der Zukunft ist die Ausbildung hellseherischer Fähigkeiten, die manche Frauen dann erneut beunruhigen kann. Es ist bekannt, daß in Kriegs- und Krisenzeiten Frauen vermehrt in Visionen ›sahen‹, was ihren Männern geschah.) Angst kann auch regelrecht krank machen − so daß also die Ursache von ›normalen‹ Krankheiten durchaus auch in Angst bestehen kann.

Alle Ängste lassen sich letztlich auf die Angst zu sterben und die Angst vor dem Tod zurückführen. Solange wir nur die körperlichen und gefühlsmäßigen Dimensionen unseres Lebens erfahren haben, und solange wir unser Leben lediglich im Rahmen unseres zeitlich begrenzten Aufenthalts auf dieser irdischen Ebene begreifen können, solange werden wir Angst haben. Angst ist eine Urform, eine archetypische menschliche Reaktion auf die mysteriöse Herausforderung *Leben*. Angst kann uns lähmen − oder sie kann uns anspornen, das Geheimnis des menschlichen Lebens tiefer zu ergründen.

Die esoterische Bedeutung von Angstempfindungen ist die Aufforderung von einer höheren Seeleninstanz an die Persönlichkeit und das Ego, in sich selbst die innere Mitte des Urvertrauens in den Sinn des Lebens zu finden und sich selbst als Teil eines umfassenden, nicht ›angreifbaren‹ Bewußtseins zu erkennen. Angst ist immer ein Thema der spirituellen Selbstverwirklichung! Durch Angst ist man oft aus der menschlichen Umwelt wie abgesondert.

Behandlung:

Wie können wir mit Angst am sinnvollsten umgehen? Wie können wir Angst am besten überwinden? Ich möchte auf zwei wesentliche Schritte bei der Bewältigung dieses manchmal unfaßbar großen Existenzproblems hinweisen. Zunächst einmal hilft es, die Ursache(n) für die Angst zu orten. Dazu gehört, daß wir uns Ängste eingestehen und uns nicht dafür verurteilen, daß wir Ängste verdrängen oder sie vor unserer Familie oder guten Freunden verstecken. Angst ist ein normaler Aspekt jedes fühlenden Lebens. Dann sollten wir uns fragen, woher die Angst kommt. Kommt sie von außen − Autounfall, Krieg, Operation − oder von innen durch diffuse Befürchtungen ohne konkrete Anlässe? Wenn die Angst von innen kommt, dürfen wir gewiß sein, daß dort innen nicht nur der Ursprung des Problems, sondern auch seine Lösung vorhanden ist. Meditation, positives Denken, Affirmationen u. ä. sind oft wirksam. Häufig werden Geschäfte mit der Angst betrieben; Politiker, Ideologen, Geschäftemacher, kirchliche Theologen und Dogmatiker, Sektierer bedienen sich vielfältiger Angstgemälde, um uns zu einem bestimmten Verhalten, einer speziellen Stimmabgabe oder einer Mitgliedschaft zu bewegen. Wenn mit Angst operiert wird, sollte man sich, wenn irgend möglich, zurückziehen.

Und schließlich zwingt uns Angst dazu, uns mit den höheren Ebenen der Seele, des Geistes und der inneren schöpferischen und göttlichen Kraft des Menschen auseinanderzusetzen − uns also auf den bewußten Weg der Suche nach Sinn, nach Re-ligion (Rückverbindung) zu begeben. Angst ist das ›negativ verzerrte Spiegelbild‹ der schöpferischen Kräfte und des schöpferischen Sinns, die den Grund unseres menschlichen Lebens ausmachen. Auch hier helfen Meditation und Gebet. Ein Gebet kann lauten, daß wir Gott oder die höhere geistige Kraft in uns bitten, uns die Angst und die Sorge um einen Menschen oder eine Angelegenheit abzunehmen, daß wir unsere Angst dieser Instanz sozusagen zu Füßen legen und damit abgeben. Die Bibel weiß: »Seid fröhlich in Hoffnung, geduldig in Trübsal und haltet an am Gebet.« (Römer 12,12)

Farbe:

Mit Gelb den Solarplexus (unterhalb des Endes des Brustbeins) bestrahlen. Violett auf die Milz.

Erfahrungsheilkunde:

Aconit als Hauptmittel bei Angst vor Einsamkeit oder davor, nicht (mehr) geliebt zu werden.
Sepia bei Platzangst;

Arsen bei Angst, nicht allein an einem Ort sein zu können;
Chamomilla und Nux vomica bei Angst von überempfindlichen Menschen.

Schüsslersche Zellsalze:

Kalium phos. D6 bei Angst mit Erschöpfungsgefühl und Platzangst;
Magnesium phos. D6, wenn krampfartige, nervöse Herzschmerzen dazukommen;
Ferrum phos. D12, wenn zum Angstgefühl Blutandrang und Wallungen zum Kopf hinzukommen.

Bach-Blüten:

Aus der Gruppe 1 ›Angst‹ kommt meistens Red Chestnut in Betracht;
aus der Gruppe 4 ›Einsamkeit‹: Heather.

Aromaöle:

Benzoe, Bergamotte, Geranie, Jasmin, Kamille, Lavendel, Majoran, Melisse, Muskatellersalbei, Neroli, Patschuli, Rose, Sandelholz, Verbene, Wacholder, Weihrauch, Ylang-Ylang, Ysop, Zeder und Zypresse.

Aphrodisiaka

Farbe:

Magenta tonisiert alle Sexualorgane bei Mann und Frau;
Scharlachrot steigert Libido und Sinnlichkeit.

Aromaöle:

Die aphrodisischen Öle lassen sich vereinfacht in drei Kategorien einteilen:
1. Beruhigende Öle, die die erwünschte Wirkung durch den Abbau von Streß und Ängsten in der Beziehung erzielen:
   Rose und Neroli (Orangenblüte), Muskatellersalbei, Patschuli (falls Sie den Geruch mögen) und Ylang-Ylang.
2. Öle mit direkt stimulierender Wirkung (sehr umsichtig einsetzen!):
   Schwarzer Pfeffer, Kardamom wirken direkt stimulierend. Sie sind hilfreich, wenn Müdigkeit einem sexuellen Problem zugrunde liegt, dürfen aber nie im Übermaß verwendet werden, da sie in diesem Fall zu Harn-, Verdauungs- und anderen Beschwerden führen können.
3. Öle mit eventuell hormonaler Wirkung:
   Jasmin- und Sandelholzöl.

Appetitlosigkeit

Wenn der Appetit durch Krankheit oder Depression abhanden gekommen ist.

Farbe:

Orange, zum Beispiel als Tisch-Set

Erfahrungsheilkunde:

Bittermittel;
Teemischung aus: gelber Enzianwurzel   10 g
       Angelikawurzel   30 g
       Tausendgüldenkraut 50 g

Schüsslersche Zellsalze:

Ferrum phos. D 12

Bach-Blüten:

Elm, Larch, Oak, Sweet Chestnut

Aromaöle:

Kamille, Kardamom, Ysop und Bergamotte,
Kümmel, Zitrone, Koriander

Arthritis (Gelenkentzündung)

Die angesammelten Giftstoffe müssen entfernt, die weitere Ansammlung von Harnsäure verhindert werden. Die Blutzufuhr zu den betroffenen Gelenken muß verbessert werden, damit Abfallstoffe aus dem beschädigten Gewebe abtransportiert und Nährstoffe zugeführt werden können.

Farbe:

Grün

Erfahrungsheilkunde:

Vitamin C täglich (wenn Sie häufig Aspirin nehmen, geht Ihnen Vitamin C verloren), Vitamin-B-Komplex, Vitamin B_{12}, Niacin bis zu 1 g täglich, Pantothensäure (B_5) (siehe auch Seite 69)

Schüsslersche Zellsalze:

Natrium phos. D6

Bach-Blüten:

Crab Apple

Aromaöle:

Entgiftend wirken Zypresse, Fenchel, Wacholder und Zitrone, die als Badezusatz und zur Massage zu verwenden sind.
Benzoe, Kamille, Lavendel und Rosmarin lindern die Schmerzen.

Asthma

Im Notfall verständigen Sie bitte einen Arzt.

Farbe:

Während eines Anfalls:
1. Farbe Purpur als Zonenbestrahlung auf Hals und Brust.
2. Farbe Scharlach als Spotbestrahlung an die Nieren.
3. Farbe Orange als Zonenbestrahlung auf Hals und Brust.

Zwischen den Anfällen:
1. Farbe Magenta an Nieren, Brust und Rücken.
2. Farbe Orange auf Hals und Brust.

Bei chronischem Asthma:
Farbe Lemon statt Farbe Orange.

Erfahrungsheilkunde:

Nachtkerzenöl, $3 \times$ tägl. 2 Kapseln (Steroide zerstören seine Wirkung).
Vitamin A, Vitamin B_2 (Riboflavin), Vitamin B_5 (Pantothensäure), Vitamin B_6 (Pyridoxin), Vitamin E.

Schüsslersche Zellsalze:

Kalium sulf. D6, Natrium sulf. D6;
wenn unruhiger Herzschlag dabei ist: Calcium phos. D6;
bei Katarrh: Kalium chlor. D6

Bach-Blüten:

Elm, Larch, Oak, Sweet Chestnut

Aromaöle:

Bergamotte, Kamille, Lavendel, Muskatellersalbei, Neroli und Rose wirken krampflösend und gleichzeitig antidepressiv.
Weihrauchöl wird auch zur Behandlung von Bronchitis und Katarrh verwendet, es verlangsamt den Atem.

Augenbeschwerden (siehe auch Bindehautentzündung)

Farbe:

Grün

Erfahrungsheilkunde:

Vitamin A
Vitamin-B-Komplex
Vitamin C, Hagebutten, Acerola Tab., Vitamin E

Schüsslersche Zellsalze:

brennende Schmerzen: Natrium chlor. D6;
bei Überanstrengung: Silicea D12;
Lichtscheu: Silicea D12, Natrium phos. D6;
Sehschwäche durch Erschöpfung: Natrium sulf. D6.

Bach-Blüten:

Oak, Walnut

Bettnässen

<u>Farbe:</u>

Blau auf die Leistendrüsen
Rot auf den Fußballen

<u>Erfahrungsheilkunde:</u>

Ursachen und die passenden Homöopathica :

Ignatia	— enttäuschte Liebe
Antimon. crudum	— angesammelter Kummer
China	— weil körperlich schwach
Cina	— weil Parasiten
Staphisagria	— unterdrückter Ärger oder Wut
Dulcamara	— durch nasse Füße
Arsenicum alb.	— Ängste, leicht frieren, schwacher Kreislauf
Natrium mur.	— durch evtl. zuviel Salzgenuß
	(tgl. 1 Brezel)
Cupr. met.	— verhärtete, erstarrte Gefühle, Enttäuschungen

Tee: eine Mischung aus

Arnikablüten	30 g	
Odermennigblätter	70 g	abends 1 Tasse

Blähungen (Flatulenz)

Übermäßige Gasbildung ist oft eine Folgeerscheinung der Einnahme von Antibiotika, da diese neben den eingedrungenen ›feindlichen‹ Organismen auch die hilfreiche Bakterienflora im Darm vernichtet. Die Verdauung wird dadurch gestört, und es kommt zu Fäulnisprozessen im Dickdarm. Keinen Käse nach 14.00 Uhr essen!

Farbe:

1. Farbe Orange rund um den Bauchnabel.
2. Farbe Orange als Spotbestrahlung auf Leber und Bauchspeicheldrüse.

Erfahrungsheilkunde:

Teemischung aus: Kümmel, Melisse, Kamille, Tausendgüldenkraut, Pfefferminze

Schüsslersche Zellsalze:

Magnesium phos. D6, Natrium sulf. D6

Bach-Blüten:

Crab Apple

Aromaöle:

Basilikum, Bergamotte, Fenchel, Ingwer, Kümmel, Majoran, Muskat, Pfefferminze, Rosmarin, Zimt, Zitrone: davon jeweils 1−2 Tropfen in 1 Tasse heißem Wasser oder Tee.

Blasenentzündung (Zystitis)

Am besten wirken Bergamotte (äußerlich für Waschungen und als Badezusatz), Kamille (als Tee) und Knoblauch (Dragees oder Kapseln zum Einnehmen). Gleichzeitig sollten Sie soviel Kamillentee wie möglich trinken, außerdem reines Quellwasser oder selbst hergestelltes Gerstenwasser mit Zitrone. Enthält der Urin Blut oder Eiter, oder haben Sie erhöhte Temperatur, sollten Sie unbedingt einen Arzt aufsuchen.

Farbe:

Farbe Orange an die Nierenpole strahlen.
Bei Bettnässen:
1. Farbe Indigo auf das dritte Auge strahlen.
2. Farbe Indigo links und rechts auf die Leisten strahlen.

Erfahrungsheilkunde:

Goldrutentee

Schüsslersche Zellsalze:

Ferrum phos. D 12 am Beginn der Erkältung
Natrium phos. D 6

Aromaöle:

Bergamotte, 2 – 3 Tropfen ins heiße Sitzbad.

Blaue Flecken

Menschen, die zu blauen Flecken neigen, leiden womöglich an einer Nierenerkrankung, sie sollten zwecks Diagnose und Behandlung einen Arzt oder Heilpraktiker aufsuchen.

Farbe:

wenn eine Prellung vorliegt: Indigoblau

Erfahrungsheilkunde:

Arnica D 30 tgl. 3 Glob., nicht länger als 3 Wochen!

Schüsslersche Zellsalze:

Silicea D 12

Blutdruck, hoher (Hypertonie)

Reden Sie langsamer, Schnellsprecher atmen oft nicht richtig, und das kann zu erhöhtem Blutdruck führen. Nehmen Sie ab, wenn Sie übergewichtig sind. Eine kontrollierte, vernünftige Diät kann den Blutdruck bei übergewichtigen Menschen bemerkenswert senken.
- Salzen Sie weniger.
- Nehmen Sie weniger Zucker.
- Hören Sie auf zu rauchen.
- Vermeiden Sie Streß und angsterregende Situationen.

Schrille Alltagsgeräusche, selbst ein lauter Fernsehapparat, können Streß erzeugen und den Blutdruck steigern.
- Sorgen Sie für regelmäßige körperliche Bewegung (indem Sie beispielsweise flott gehen) und angemessene Ruhezeiten einlegen.

Farbe:

1. Farbe Purpur auf das Herz und auf die Nieren strahlen.
2. Farbe Blau unter die Achselhöhlen strahlen.

Erfahrungsheilkunde:

Lecithin-Körnchen
Calcium
Vitamin E
Knoblauchkapseln (geruchsfrei)

Schüsslersche Zellsalze:

Magnesium phos. D6 und Kalium phos. D6 im Wechsel

Aromaöle:

Lavendel, Majoran und Ylang-Ylang

Blutdruck, niedriger (Hypotonie)

Zu niedriger Blutdruck ist, wenn er nicht gerade extrem niedrig ist, weit besser als ein hoher. Aber Leute mit Unterdruck leiden oft an Benommenheit und gelegentlichen Ohnmachtsanfällen.
Überprüfen Sie, ob nicht etwa eine alte Lebensmittelvergiftung vorliegt. Ein Heilpraktiker oder Homöopath kann Ihnen helfen.

Farbe:

1. Farbe Scharlachrot auf das Herz und auf die Nierenpole strahlen.
2. Farbe Gelb oberhalb des Herzens, links oben zwischen Herz und Schlüsselbein strahlen, mit Pyramidenfokus.

Erfahrungsheilkunde:

1 – 3 Kelp-Tabletten täglich. (Anmerkung: Wenn Sie Medikamente für die Schilddrüse nehmen, sprechen Sie mit Ihrem Arzt, denn Kelp kann deren Dosierung senken.)

Schüsslersche Zellsalze:

Calcium phos. D6, Natrium chlor. D6

Aromaöle:

Rosmarinöl, Pfefferminze, schwarzer Pfeffer, Ysop,
Salbei: für das Duftlämpchen

Blutungen bei Frauen (außerhalb der Menstruation)

Symptombild:

Uns vertraut sind die zyklischen Menstruationsblutungen; vor allem in den Wechseljahren können aber bisweilen länger anhaltende Blutungen auftreten, die nicht normal sind, oder kurzfristige Zwischenblutungen.

Ursachen und Bedeutung:

Ursache der Menstruationsblutung ist die Abstoßung und Ausschwemmung von Gewebe aus der Gebärmutter. Suchen Sie in jedem Fall Ihren Gynäkologen auf, wenn Sie außerhalb der Menses Blutungen haben.
In der Schwangerschaft kündigt sich möglicherweise ein Abgang bzw. eine Fehlgeburt mit Blutungen an. Ursachen von lang andauernden Blutungen können sein: Myome (gutartige Tumore), Polypen und Fibroide (gutartige Wucherungen) oder ›bösartige‹ Tumore − die fast immer durch elektromagnetische Strahlungen und geopathische Störzonen ausgelöst werden! Solche Strahlenbelastungen können auch unmittelbar zu Blutungen führen. Eventuell muß ein hochgradiger Vitamin-B-Mangel in Betracht gezogen werden. Ursachen von kurzen ›Zwischenblutungen‹ können der Eisprung in der Mitte des Zyklus sein, hormonelle Umstellungen, Reisen mit extremen Klimaveränderungen oder Schreckzustände. Eigenartigerweise treten Blutungen in den nördlichen Ländern häufiger auf als in südlicheren − vielleicht, weil die Menschen dort weniger Lebensfreude haben und sich der Körper deshalb intensiver immer wieder reinigen und erneuern muß.

Esoterisch gesehen verlieren wir Lebenskraft, weil Blut Leben ist − wir alle kennen solche Zeiten der Kraftlosigkeit. Im Verlauf des Zyklus regeneriert sich diese Kraft wieder. Es ist wie ein ›Ausweinen‹ jener Lebenskraft, die sich nicht in Form neuen Lebens verwirklicht hat.

Behandlung:

Suchen Sie bei Blutungen Ihren medizinischen Behandler auf. Lassen Sie sich aber keine Gebärmutteroperation einreden, falls es sich nicht um bösartige Krebsgeschwulste handelt, die anders nicht mehr kurierbar erscheinen. Lassen Sie von einem seriösen und guten Rutengänger sorgfältig prüfen, ob geopathische Zonen und elektromagnetische Strahlungen − vor allem im Bereich des Schlafplatzes − eine Ursache sein können. Gerade bei Krebs spielen solche Ursachen neben der psychischen Konstitution und der falschen Ernährung sowie Umweltbelastungen eine wesentliche Rolle.

Farbe:

Bei Ausbleiben der Periode (Menses):
1. Farbe Grün an das dritte Auge strahlen, Pyramidenfokus.
2. Farbe Lemon und Farbe Scharlachrot in die Mitte der Schamhaargrenze.
3. Farbe Magenta an die Nierenpole strahlen.

Bei Krämpfen:
1. Farbe Orange auf die Mitte der Schamhaargrenze.
2. Farbe Scharlachrot an die Nierenpole.

Zur Weiterbehandlung zwischen den Perioden:
1. Farbe Lemon im Wechsel mit Farbe Magenta auf die Mitte der Schamhaargrenze.
2. Farbe Magenta an die Nierenpole.

Bei Schmerzen während der Menses:
Farbe Indigo auf die Mitte der Schamhaargrenze.
Zur Weiterbehandlung zwischen den Perioden:
1. Farbe Lemon und Farbe Magenta im Wechsel auf die Mitte der Schamhaargrenze.
2. Farbe Indigo längere Zeit auf die Mitte der Schamhaargrenze.

Bei zu starken Blutungen dieselbe Farbtherapie wie bei Schmerzen.
Bei Unregelmäßigkeit:
1. Farbe Grün an das dritte Auge.
2. Farbe Lemon und Farbe Magenta im Wechsel auf die Mitte der Schamhaargrenze.

Menopause
1. Farbe Grün auf das dritte Auge, zur Aktivierung der Hypophyse, mit Pyramidenfokus.
2. Farbe Magenta auf das Kreuzbein, zur Anregung der hormonproduzierenden Drüsen.

Erfahrungsheilkunde:

Hier einige homöopathische Mittel, die eventuell in Frage kommen (sicherheitshalber fragen Sie Ihren Homöopathen):
— bei Uterustumoren: *Aurum — Muriaticum — Natronatum;*
— wenn die Periode in den Wechseljahren zu früh kommt bzw. zu lange anhält, das Blut ›klumpig‹ ist und große Kälteempfindlichkeit besteht: *Calcium carbonicum;*

- wenn die Periode zu früh kommt, das Menstruationsblut dunkel und klumpig ist und stoßweise kommt und man sich zittrig und erschöpft fühlt oder durch Erschöpfung übernervös reagiert: *China;*
- wenn die Periode zu früh kommt und das Blut hell und klumpig sowie heiß und übelriechend ist und pulsierend kommt: *Belladonna;*
- wenn die Periode zu früh kommt und das Blut übel riecht und man unter Kreuzschwäche leidet: *Kalium carbonicum;*
- wenn man sich während der Blutungen depressiv fühlt und der Wunsch nach Sexualität vermindert ist: *Agnus castus;*
- bei einer ›passiven‹, dunklen, fadenziehenden Blutung: *Hamamelis;*

Zur Regulierung von starken Menstruationsblutungen hat sich Beifußkraut bewährt, innerlich als Tee oder verdünnte Tinktur, äußerlich als Tinktur zum Einreiben des Unterleibs und als Moxibustion bzw. Moxabehandlung (zwei Finger breit unter dem Bauchnabel wird das zusammengedrehte Beifußkraut direkt auf der Haut zum Abglühen gebracht − nur vom Heilpraktiker anwenden lassen). Auch ein Aderlaß kann helfen, die Neubildung von Blut und damit unsere Regeneration anzuregen. Natürliches Vitamin C hochdosiert unterstützt die Neubildung der lebenswichtigen roten Blutkörperchen.

Bach-Blüten:

Rescue Remedy

Aromaöle:

Zitrone, Geranie, Rose
Verdünntes Zitronenöl kann bei allen Schnitt-, Schürf- und sonstigen kleineren Wunden eingesetzt werden, um die Blutung zu stoppen; man gibt es entweder direkt auf die Wunde, oder man taucht − bei tiefen Schnittwunden und anhaltenden Blutungen − eine Mullbinde in das verdünnte Öl und drückt sie dann fest gegen die Wunde. *Verwenden Sie nie unverdünntes Zitronenöl.*
Im Verhältnis 1:1 mit Lavendel gemischt, wird die antiseptische Wirkung noch verstärkt. Es versteht sich von selbst, daß bei ernsthaften Verletzungen die eben beschriebene Methode nur eine Erste-Hilfe-Maßnahme bis zum Eintreffen des Arztes sein darf.
Nasenbluten kann zum Stillstand gebracht werden, indem man ein Stückchen Mull in verdünntes Zitronenöl oder Zitronensaft taucht und es dann so weit wie möglich in die Nasenlöcher schiebt. Der Patient sollte sich hinlegen, bis das Bluten aufhört. Wenn ein Zahn gezogen wurde, kann man die Blutung so gering wie möglich halten, indem man mit verdünntem Zitronenöl getränkten Mull aufs Zahnfleisch preßt. Man kann auch etwas Zitronensaft oder verdünntes Zitronenöl eine Zeitlang im Mund behalten, allerdings ohne es hin- und herzubewegen, da sonst die Gerinnung ausbleibt.

Blutzuckerausgleich

Farbe:

Bei *Unterzucker* (Hypoglykämie):
1. Farbe Lemon auf Thymusdrüse, Brustbein und Solarplexus strahlen.
2. Farbe Grün an das dritte Auge strahlen (Pyramidenfokus).
3. Farbe Orange an das Kehlkopfchakra (Schilddrüse).
4. Farbe Rot an die Leber strahlen.
5. Farbe Violett an die Bauchspeicheldrüse und die Nierenpole strahlen (mit Pyramidenfokus).
6. Farbe Gelb um den Bauchnabel herum strahlen.

Bei *Überzucker* (Neigung zu Diabetes):
1. Farbe Lemon auf Thymusdrüse, Brustbein und Solarplexus strahlen.
2. Farbe Gelb an Leber, Bauchspeicheldrüse und um den Bauchnabel herum strahlen.
3. Farbe Magenta vorn an die Spitze der großen Zehen strahlen. Oft wird bei Überzucker ein Mangel an Chrom festgestellt.

Erfahrungsheilkunde:

Möglichst viel Rohkost essen und mindestens 5 kleine Mahlzeiten täglich.

Bronchitis

Bitte überprüfen Sie, ob Sie genügend reines Wasser trinken (ca. 8 Gläser tgl.).

Farbe:

Bei *akuter Bronchitis:*
1. Farbe Türkis als Zonenbestrahlung auf die Brust.
2. Farbe Violett bei trockenem Husten (auf genügend Luftfeuchtigkeit achten).

Bei chronischer Bronchitis:
1. Farbe Lemon als Farbakupunktur auf Thymusdrüse.
2. Farbe Blau danach ebenso.
3. Farbe Violett bei trockenem Husten.

Zur Genesung:
1. Farbe Lemon als Farbakupunktur auf Thymusdrüse.
2. Farbe Gelb als Farbakupunktur zwischen die Schulterblätter am Rücken.
3. Farbe Türkis als Zonenbestrahlung auf die Brust.

Erfahrungsheilkunde:

Vitamin C, Acerola-Tab., Vitamin E
Thymiantee
Ingwerwurzel kauen

Schüsslersche Zellsalze:

Kalium chlor. D 6

Bach-Blüten:

Honeysuckle, Crab Apple

Aromaöle:

Als *schleimlösend* sind folgende Öle hilfreich:
Basilikum, Benzoe, Bergamotte, Majoran, Myrrhe, Sandelholz und Thymian, 1 − 3 Tropfen ins Wasser zum Inhalieren.
Myrrhe, Rosmarin, Wacholder, Weihrauch und Zedernholz hemmen die Schleimproduktion. Schleimlösend wirkt Benzoe, das sich zusammen mit den Harzen Myrrhe und Weihrauch als Badezusatz oder zum Inhalieren verwenden läßt.
Bei *chronischer Bronchitis:* Ingwer.

Brüche (Ausheilen von Brüchen)

Farbe:

1. Lemon langanhaltend auf die betroffenen Stellen strahlen.
2. Blau auf die betroffene Stelle.

Erfahrungsheilkunde:

Milch mit geklärter Butter (siehe Seite 39)

Schüsslersche Zellsalze:

Calcium phos. D 6, Calcium fluor. D 12, Magnesium phos. D 6

Brustbeschwerden

Symptombild:

Allgemeine Schmerzen, Gefühl von Wundheit und übergroßer Empfindlichkeit, zum Beispiel bei Berührung, Knötchen, Schwellung bzw. Schrumpfung des Busens.

Ursachen und Bedeutung:

Geopathische Zonen und Strahlenstörfelder einerseits und Einnahme künstlicher Hormone andererseits sind die Hauptursachen für Brustbeschwerden. Vielleicht wundern Sie sich, daß so häufig auf Störzonen verwiesen wird. Meine Praxiserfahrung bestätigt mir leider — wie auch die Erfahrungen zahlreicher Kollegen —, daß Frauen generell (und Männer ohnehin) der Bedrohung unserer Gesundheit durch unerwünschte Nebenwirkungen der modernen Hochtechnologien und vor allem den schleichenden Gefahren, die von elektronischen Geräten ausgehen, noch nicht genügend Beachtung schenken. Vergewissern Sie sich gegebenenfalls beim Gynäkologen, ob eine Geschlechtskrankheit oder ein entstehender Tumor Auslöser der Beschwerden ist. Die Ursachen liegen fast immer in oben genannten Faktoren — und auch dann sind naturheilkundliche Therapien hochwirksam. Berührungsempfindlichkeit der Brust geht oft auf nicht verarbeiteten Ärger oder Zorn zurück; sie kann aber auch mit einer Reaktion auf zuviel Kaffee bzw. auf Schmerzmittel zu tun haben. Knötchen entstehen u. a. durch mangelhaften Lymphfluß in den sogenannten Milchgängen der Brust. Bei Schwellungen der Brust könnte auch eine beginnende Schwangerschaft vorliegen. Sonst handelt es sich um Folgen der Hormonumstellung kurz vor der Periode und auch um gestauten Lymphfluß. Bei Schrumpfung ist meist tiefgreifende Erschöpfung die Ursache.

Esoterisch betrachtet geht es bei Brustbeschwerden zuallererst um das Thema Mutterschaft — Sehnsucht nach Schwangerschaft? Die Brust ist das Organ für die Nährung neuen Lebens. Beschwerden in der linken Brust deuten auf starke Sehnsucht nach Erfüllung der Weiblichkeit hin. Beschwerden in der rechten Brust weisen darauf hin, daß wir unsere männliche Seite nicht genügend zur Geltung kommen lassen.

Bei Brustschrumpfung ist ein Mangel an Lebensfreude, Lebensbejahung und Weiblichkeit zu vermuten. Bei Brustschwellung liegt eine Tendenz des Organismus vor, einem inneren Wunsch nach Schwangerschaft und Erfüllung in Mutterschaft äußeren Ausdruck zu geben. Diese esoterische Betrachtungsweise ist lediglich eine Hilfe zum Verständnis möglicher emotionaler Ursachen — sie kann natürlich keinesfalls die wache heilkundliche Vernunft ersetzen!

Behandlung:

Es ist ganz normal, daß in den Wechseljahren die Hormonproduktion im Organismus abnimmt und umgestellt wird. Wenn dennoch Brustbeschwerden auftreten, so hängt dies im Regelfall nicht mit dem Hormonhaushalt zusammen, sondern zum Beispiel mit Lymphschlacken und anderen, oben angesprochenen Ursachen. Also würde eine künstliche Hormonzufuhr die wahren Ursachen nur verschleiern und längerfristig nicht wirken können.

Farbe:

Bei Schwellungen und Knötchen lokal mit Blau bestrahlen.
Bei Schrumpfung mit Rot am Steißbein und mit Orange in der Mitte der Schamhaargrenze bestrahlen;
zusätzlich Grün auf das Herzchakra.

Erfahrungsheilkunde (als homöopathische Mittel):

Calcium carbonicum:	bei Strahlungsursachen
Silicea:	bei Brustschrumpfung
Chamomilla:	bei Berührungsempfindlichkeit aufgrund von Ärger und Zorn.

Bei hormonverursachten Beschwerden muß im Regelfall die Einnahme künstlicher Hormone beendet werden. Das ist auch problemlos möglich. Für die natürliche Regulierung des Hormonhaushalts wirkt Vitamin E hervorragend, am besten in Form von ›Nachtkerzenöl‹. Viele meiner Patientinnen wurden hauptsächlich dadurch während der Menstruation beschwerdefrei und haben im Übergang keinerlei Wechselbeschwerden erlebt. Vitamin E hat sich ganz allgemein bei Brustbeschwerden gut bewährt.

Schüsslersche Zellsalze:

Calc. fluor. D 12 bei Verhärtung und Rissen;
Natrium chlor. D 6 bei wunden Brustwarzen.

Bach-Blüten:

Bei Brustschrumpfung: aus Gruppe 7 ›Übertriebene Sorge‹: Vine;
aus der Gruppe 3 ›Mangelndes Interesse‹: Olive;
bei Brustschwellung: aus der Gruppe ›Überempfindlichkeit‹: Holly, Centaury.

Aromaöle:

Lavendel, Salbei, Wacholder, Zwiebel, 1 – 3 Tropfen ins Badewasser.

100

Depressionen

Niedergeschlagenheit, Traurigkeit, Lebensunlust bis hin zu Lebensmüdigkeit oder gar Todessehnsucht, starkes Gefühl von Sinnlosigkeit des Lebens; Teilnahmslosigkeit, Apathie, Arbeitsunlust bzw. -unfähigkeit, Unlust, morgens aufzustehen, Reaktionsverlust, Müdigkeit, Ablehnung der Nahrungsaufnahme; Realitätsverlust, man fühlt sich wie von dunklen Wolken umgeben oder wie in einem schwarzen Loch.

Depressionen werden (ähnlich, wie die sogenannte Hysterie) von Männern leider manchmal als ›Einbildung‹ oder als Lappalie abgetan; Frauen fühlen sich häufig nicht fähig, sich mit Depressionen konstruktiv auseinanderzusetzen, um sie ein für allemal zu überwinden.

Ursachen und Bedeutung:

Oft sind Hormonstörungen bzw. Hormonumstellungen Auslöser von depressiven Anwandlungen. Manchmal führen körpereigene Giftstoffe, die nicht ausgeschieden wurden, zu einer Art ›Selbstvergiftung‹, wodurch physiologische Faktoren psychische Wirkungen entfalten. Unedle Metalle im Gebiß (Amalgam) können, so verblüffend dies zunächst klingen mag, auch Depressionen verursachen. Und schließlich bewirken manchmal geopathische Störzonen und elektromagnetische Strahlungen − die sich u. a. auf die Hypophyse, das Steuerungsorgan für den Hormonhaushalt und das gesamte sogenannte endokrine Drüsensystem auswirken − ebenfalls Depressionen. Spirituell gesehen ist die geistige Ursache für Depressionen in einem Mangel an Selbstwertgefühl, einem Mangel an Lebenssinn bzw. einem Mangel an Lebensfreude zu suchen. Äußerlich mögen schwierige Existenzprobleme, wiederholte Enttäuschungen, ernste Krankheiten oder ähnliches im Vordergrund stehen und scheinbar der Grund für Depressionen sein. Die Ursache dafür, daß wir mit diesen ›karmisch‹ betrachtet als Lernaufgaben ausgesuchten bzw. ›magnetisch‹ angezogenen Herausforderungen konfrontiert werden, beruht aber immer auf der Notwendigkeit, mehr Selbstwertgefühl zu entwickeln, aktiv Lebenssinn zu schaffen, bewußt Lebensfreude zu entdecken.

Die amerikanische psychologische Gesellschaft (American Psychological Association) hat kürzlich Erkenntnisse in einer Studie veröffentlicht. Dort heißt es: Depressionen haben ihre Ursachen nicht so sehr in biologischen Funktionen und Faktoren, wie zum Beispiel Menstruation, Schwangerschaft, Fehlgeburt und Menopause, sondern hauptsächlich aufgrund damit nicht direkt zusammenhängender psychologischer Einflüsse − passivem, abhängigem Lebensstil und negativer Lebenseinstellung und Denkweisen. Einige erschreckende Zahlen aus den USA: Jede vierte Frau erlebt Depressionen, bei Männern ist es jeder achte; Frauen in unglücklichen Ehen leiden dreimal so häufig an Depressionen wie Männer; gut zwei Drittel aller ›Antidepressiva‹ werden Frauen verschrieben; 30 000(!) Menschen verüben in den USA jährlich(!) Selbstmord im Zusammenhang mit depressiven Zuständen. Depressionen bedeuten Lebensverweigerung. Aggressionen werden nach innen gekehrt, das führt zu innerlichen Kontraktionen (bis hin zu Tumoren). Depressive Menschen sind energetisch starke Menschen, die Energien nach innen ziehen, statt sie im normalen Lebensablauf fließen zu lassen und auszutauschen. Sie fühlen sich als Märtyrer oder Opfer − in religiös übersteigerter Manie zuweilen gar als ›Opferlamm‹ höherer Mächte. Ärger und Zorn über vermeintliche Gottverlassenheit scheinen den Schluß, sich durch Depressionen ›rächen‹ zu können, zwanghaft nahezulegen.

Nach meiner Erfahrung können problematische Lebenssituationen allerdings nur dann zu Depressionen führen, wenn zusätzlich zu den geistigen Ursachen mindestens eine weitere der oben genannten Ursachen vorliegt und die schöpferischen Kräfte des Menschen blockiert sind.

Behandlung:

Ortsveränderungen, Milieuwechsel, körperliche Bewegung, Licht, Luft und Sonne gehören zu den offensichtlichen Hilfen, die dennoch oft genug vernachlässigt werden. Nachtkerzenöl hilft bei leichteren depressiven Verstimmungen. Bei länger anhaltenden Depressionen sind unbedingt die zuallererst genannten Ursachen zu prüfen. Möglicherweise müssen die Zähne saniert und das Amalgam gegen Gold, Porzellan oder Kunststoff ausgetauscht werden (wichtig ist eine Allergieprüfung auf Verträglichkeit). Bei einem Übermaß an Giftstoffen im Organismus hilft am besten eine Fasten- und Reinigungskur sowie Ernährungsumstellung auf Vollwertkost oder vegetarische Kost. Lassen Sie einen guten Rutengänger kommen, um Schlaf-, Wohn- und Arbeitsplatz auf Störfelder zu untersuchen. Hormonelle Umstellungsprobleme werden am besten mit der Homöopathie reguliert, nicht mit künstlichen Hormonen!

Ähnliches wie bei Angst gilt auch für Depressionen: sie sind ein Alarmsignal der Seele. Wir sollen uns bewußt, schöpferisch und konstruktiv mit den positiven Seiten des Lebens beschäftigen, unsere Lernaufgaben annehmen und die Verantwortung für die Folgen früherer Fehlentscheidungen oder falscher Gewohnheiten (im Essen, Trinken, Drogengenuß, eingefahrenen Verhaltensweisen, Charakterentwicklungen, sozialen, wirtschaftlichen oder kulturellen Interessen und Errungenschaften usw.) akzeptieren. Dieses Annehmen unserer jetzigen Lebenslage als Konsequenz einer langen Kette von Verhaltensweisen in bestimmten Situationen bildet eine wesentliche Grundlage für unsere Heilung bzw. Lösung von Depressionen. Wenn wir erkennen, daß wir unser Schicksal weitgehend selbst gestaltet haben, können wir leichter erfassen, daß auch in uns selbst die Kraft steckt, Neues zu schaffen. Der erste Schritt, jetzt, heute, ist der wichtigste – nicht die Sorge, was der zweite, dritte oder gar tausendste Schritt sein könnte. Zuversicht gewinnen wir durch Affirmationen – wie Sie sie zum Beispiel bei den Bach-Blüten finden im Buch ›Die richtige Schwingung heilt‹ oder in den ›Bach-Blüten-Farbkarten‹ – durch Meditation und Gebet.

Farbe:

Die Farbe Orange hilft ganz allgemein zur Förderung der Lebensfreude und gegen Verkrampfungen und Kontraktionen – man kann sie vor allem auf die Mitte der Schamhaargrenze strahlen; vorn am großen Zeh gibt es einen Punkt, der mit Orange bestrahlt werden sollte.
Violett hilft, Gedanken zu reinigen und Schlacken aufzulösen.

Erfahrungsheilkunde (als homöopathische Mittel):

- Sepia: bei launischen Depressionen und wenn man allein sein will bzw. der Umwelt gegenüber gleichgültig ist;
- Sulfur: bei Reizbarkeit, besonders nach Medikamenteneinnahme (vor allem bei Medikamenten ›gegen‹ Depressionen);
- Veratrum: bei depressiven religiösen Wahnvorstellungen;
- Rhus tox.: bei Niedergeschlagenheit, Hoffnungslosigkeit, Angst vor Gedächtnisschwund, verbunden mit viel Weinen und Selbstmordgedanken;
- Aurum: wenn alles zu schwer genommen wird;
- Argentum nitricum: bei Selbstmordneigung, und wenn Arbeit bzw. Beschäftigung den Zustand nicht bessert;
- Pulsatilla: bei depressiver Weinerlichkeit;
- Lachesis: bei Depressionen mit Unruhe und Eifersucht;
- Cocculus: bei Schlaflosigkeit durch Depressionen;
- Cimicifuga: bei Nervosität und leichter Erregbarkeit;
- Calcium carbonicum: bei kalten Füßen und warmen Händen, aber auch bei Verzweiflung und Angst, nicht mehr gesund zu werden;
- Nachtkerzenöl (Vitamin E): hilft bei leichteren depressiven Verstimmungen.

Schüsslersche Zellsalze:

- Natrium mur. D6: wenn Zuspruch die melancholische Stimmung verschlimmert, wenn man nicht (mehr) weinen kann.

Bach-Blüten:

Aus der Gruppe 6 ›Mutlosigkeit‹: Crab Apple, Oak, Star of Bethlehem, Elm, Sweet Chestnut, Pine und Larch.

Aromaöle:

Das bekannteste antidepressive Öl dürfte Bergamotte sein. Aber auch Basilikum, Geranie, Jasmin, Kamille, Lavendel, Melisse, Muskatellersalbei, Neroli, Patschuli, Sandelholz und Ylang-Ylang sind sehr wirkungsvoll.
Bergamotte, Geranie, Melisse und Rose wirken stimmungsaufhellend.
Am besten 1 – 3 Tropfen ins Badewasser oder in die Duftlampe.

Desinfizierung

Zur Unterstützung hat sich sehr gut bewiesen:

<u>Farbe:</u>

Grün

<u>Aromaöle:</u>

Bergamotte, Eukalyptus, Lavendel, Gewürznelke, Ti-Baum, Thymian und Wacholder.
Mit den genannten Ölen kann man Räume wirkungsvoll desinfizieren, zum Beispiel während oder nach einer ansteckenden Krankheit. Wischen Sie mit einer relativ hoch konzentrierten Wasser-Öl-Mischung alle Oberflächen ab; oder versprühen Sie das ätherische Öl mit einem Zerstäuber, benutzen Sie eine Aromalampe oder einen Aerosolerzeuger oder geben Sie etwas Öl auf eine Glühbirne oder einen Heizkörper, damit es verdunstet.

Diabetes (siehe Blutzuckerausgleich)

Hier produziert die Bauchspeicheldrüse nicht genügend Insulin, wodurch der Blutzucker unkontrollierbar steigt. In leichten Fällen kann die Krankheit durch eine veränderte Ernährungsweise unter Kontrolle gehalten werden. (Oft ist in der Nahrung versteckter Zucker enthalten.)
In schweren Fällen muß Insulin ersetzt werden. In allen Fällen aber ist ärztliche Betreuung notwendig.

Erfahrungsheilkunde:

Zusätzliche Mittel, die Diabetikern geholfen haben: Chrom mit Glucose-Toleranz-Faktor, 200 Mikrogramm, 1- bis 3× täglich
6 – 8 Gläser reines Wasser täglich
Achtung bei Einnahme von Vitamin B_1 und C! Hier wird die Insulinwirkung eingeschränkt.

Schüsslersche Zellsalze:

Kalium phos. D6

Durchfall (Diarrhö)

Farbe:

1. Farbe Gelb auf Magen und Darm.
2. Farbe Türkis danach auf dieselben Stellen.
3. Farbe Indigoblau, falls nach Bestrahlung mit 1. und 2. nach 24 Stunden keine Reaktion eintritt.

Erfahrungsheilkunde:

Kamillentee mit Salz, um Flüssigkeits- und Salzverlust auszugleichen (nur, wenn keine medizinische bzw. homöopathische Behandlung erfolgt).

Schüsslersche Zellsalze:

Wichtig: viel Flüssigkeit und Kalium phos. D6 (21 Tabletten in heißem Wasser).

Aromaöle:

Die wirksamsten krampflösenden Öle sind Eukalyptus, Kamille, Lavendel, Neroli, Pfefferminze und Zypresse. Eukalyptus, wenn der Verdacht auf eine Virusinfektion besteht, Kamille bei Lebensmittelallergie. Wird die Diarrhö durch Angst oder Streß ausgelöst, sind Kamille, Lavendel oder Neroli hilfreich.
Jeweils 1 – 3 Tropfen zum Inhalieren.

Eifersucht

<u>Farbe:</u>

Rot ans Steißbein, Lemon an die Thymusdrüse

<u>Erfahrungsheilkunde:</u>

Stellen Sie sich die betreffende Person in ›weißes Licht getaucht‹ vor.

<u>Bach-Blüten:</u>

Hornbeam, Cerato, Gentian

<u>Aromaöle:</u>

Zur Beruhigung und Besänftigung: Rose, Benzoe, Kamille

Ekzeme

Zuweilen sind Ekzeme der Versuch des Organismus, angesammelte Giftstoffe über die Haut loszuwerden, insbesondere bei Fehlernährung oder einer Kost, die viele chemische Zusätze enthält. In solchen Fällen sollte auf entgiftende ätherische Öle zurückgegriffen werden (Massagen und Bäder). Außerdem empfiehlt sich eine kurze Fasten- oder Reinigungskur. Es kann sein, daß das Ekzem zunächst schlimmer wird, weil der Körper die gespeicherten Giftstoffe verstärkt abgibt. In dieser schwierigen Zeit, die oft einer dauerhaften Besserung vorausgeht, braucht der Patient Ermutigung und Unterstützung. Wacholder, der auch emotional entgiftet, dürfte das geeignetste ätherische Öl sein.

Farbe:

Türkis

Erfahrungsheilkunde:

Reinigungs- und Fastenkur, eventuell homöopathisch ausleiten.

Schüsslersche Zellsalze:

Siehe Seite 51, 52, 53

Bach-Blüten:

Crab Apple

Aromaöle:

Bergamotte, Geranie, Kamille, Lavendel, Melisse und Neroli, Tee-Tree: Sie können für Massagen und Bäder eingesetzt werden. Melissenöl sollte immer stark verdünnt werden (1% oder weniger).

Entgiften (auch von Medikamenten und Drogen)

Farbe:

1. Farbe Lemon auf die Thymusdrüse strahlen.
2. Farbe Rot an die Leber strahlen.
3. Farbe Violett auf das Scheitelchakra und an die Milz strahlen.
4. Farbe Gelb auf die Nierenpole strahlen.

Erfahrungsheilkunde:

Reinigungs- und Fastenkur nach F. X. Mayr, Buchinger u. a.

Schüsslersche Zellsalze:

Kalium sulf. D 6, Natrium phos. D 6, Natrium sulf. D 6

Bach-Blüten:

Crab Apple

Erkältungen

<u>Farbe:</u>

1. Farbe Lemon auf die Thymusdrüse strahlen.
2. Farbe Gelb auf das untere Ende des Brustbeins.
3. Farbe Violett auf die Milz strahlen.

<u>Erfahrungsheilkunde:</u>

Vitamin C, Acerola Tab.
Vitamin A,
Vitamin E
6 – 8 Gläser Wasser täglich
Zink 15 mg (3 × täglich)

<u>Schüsslersche Zellsalze:</u>

Ferrum phos. D 12 am Beginn; Kalium phos. D 6

<u>Bach-Blüten:</u>

Crab Apple

<u>Aromaöle:</u>

Eukalyptus und Ti-Baum verhindern die Vermehrung der Viren. Sehr heißer Dampf – so heiß, wie man ihn gerade noch ertragen kann, ohne sich zu verbrennen – ist für Viren bereits ein äußerst feindliches Milieu; durch die Beigabe von antiviralen Ölen wird der Effekt noch gesteigert. Inhalieren Sie Eukalyptus und Ti-Baum vorzugsweise in der ersten Tageshälfte im Wechsel mit Pfefferminze und Rosmarin, da sie stimulieren und den Schlaf beeinträchtigen können; für die Inhalation am Abend bietet sich Lavendel an, der schlaffördernd wirkt. Ein abendliches Bad mit Lavendel, unter Umständen gemischt mit Majoran, garantiert einen ruhigen Schlaf, der für sich allein schon heilsam ist.

Erschöpfung, allgemein

Symptombild:

Zu schwach, um die Anforderungen des Alltags zu erfüllen;
schon beim Aufwachen morgens müde;
zu kraftlos, um geplante Vorhaben auszuführen;
Antriebsschwäche und Lustlosigkeit.
Die Schwäche kann sowohl körperlich wie geistig vorhanden sein.

Ursachen und Bedeutung:

Unzureichende Erholung von früheren Anstrengungen, zum Beispiel Krankheit und Medikamente, Operation, Schwangerschaft, Fehlgeburt, Abtreibung, körperliche und/oder geistige Strapazen in Familie oder Beruf, mangelhafte Ernährung, Fernreisen, Lebensmittelvergiftung; Durchfall (zum Beispiel infolge von Abführmitteln!) und geopathische Störzonen! Anhaltende Schwächezustände sind ein Hinweis darauf, daß sich der betreffende Mensch – aus welchen Gründen auch immer – nicht genügend um sich und seine eigenen, vitalen Bedürfnisse kümmert. Es kann sich aber auch – seelisch betrachtet – darum handeln, daß wir unsere Wünsche und Sehnsüchte (noch) nicht genügend auf unsere tatsächlichen Lebensverhältnisse eingestellt haben. Unsere Gedanken sind dann nicht bei den unmittelbar und real uns selbst betreffenden Angelegenheiten, sondern wir sorgen uns zum Beispiel zu sehr um andere oder lassen uns von Kummer überwältigen. Manchmal wenden wir (unnötige) Energie auf für die Abwehr von unliebsamen Eindrücken und Einflüssen.

Behandlung:

Körperliche Bewegung im Sonnenlicht, viel Frischluft und tiefes, ruhiges Atmen; ausgewogene Ernährung und eventuell Zellsalze zur Regulierung des Mineralhaushalts.
Lassen Sie feststellen, ob Sie auf geopathischen Störzonen schlafen bzw. arbeiten! Und verrücken Sie notfalls Bett oder Arbeitsplatz; machen Sie Erholungsurlaub (auch ruhig einmal ohne Mann und Kinder, wenn diese sich eine Zeitlang selbst versorgen können).

Farbe:

- Mit Orange in der Mitte der Schamhaargrenze: bei Schwächen im Zusammenhang mit dem Unterleib;
- Rot am Steißbein: bei Antriebsschwäche;
- Gelb am Ende vom Brustbein: bei Zweifeln und Ängsten;
- Grün aufs Herzchakra: bei übertriebener Sorge um andere.

Erfahrungsheilkunde (als homöopathische Mittel):

– Arsenicum album, bei Schwäche durch Lebensmittelvergiftung;
– Carbo vegetabilis, bei nicht auskurierten Krankheiten oder zu großen Streßbelastungen;
– Conium, wenn die Schwäche im unteren Rücken und im Unterleib besonders spürbar ist.

Eine besondere ›allgemeine Schwäche‹, die mit den physiologischen Vorgängen in der Menopause zusammenhängt, existiert nicht. Eine psychische Schwäche in der Menopause – zum Beispiel aufgrund von Zweifeln am Selbstwert, durch deprimierende Gefühle, Unverstandensein durch den Partner, Kummer, Ärger, Abnabelung von den Kindern, zeitweise geistige Orientierungslosigkeit – kann homöopathisch behandelt werden mit
Calcium phos.
Ignatia
Acid. phos.

Schüsslersche Zellsalze:

Kalium phos. D6 bei Mineralverlust durch Durchfall/Abführmittel.
Calcium phos. (siehe oben – Menopause).

Bach-Blüten:

Aus der Gruppe 7 ›Übertriebene Sorge‹: Beech
aus der Gruppe 1 ›Angst‹: Red Chestnut
aus der Gruppe 2 ›Unsicherheit‹: Wild Oat, Hornbeam
aus der Gruppe 3 ›Mangelndes Interesse‹: Olive

Aromaöle:

(nur, wenn keine homöopathischen Mittel genommen werden)
Zum Inhalieren: Pfefferminz, Zitrone, Rosmarin, Basilikum.

Eß- und Trinkgelüste

Symptombild:

Bei Frauen kurz vor der Periode, während der Schwangerschaft und in den Wechseljahren machen sich mitunter eigenartige Eß- und Trinkgelüste bemerkbar. Auch Männer kennen diese Gelüste. Man hat einen unbändigen Appetit auf Süßes in jeder Form, besonders auf Schokolade, Pralinen und Kuchen, oder auf Salzig-Deftiges, Geräuchertes bzw. Saures. Trinkgelüste auf süße Liköre und andere Alkoholika sowie auf Cola-Getränke gehören zu den bekannten Trinkgelüsten.

Ursachen und Bedeutung:

Bei allem extremen Eßverlangen handelt es sich körperlich um einen Mangel an bestimmten Vitaminen und Mineralien im Körper. Ausnahme: Wenn Parasiten im Organismus vorhanden sind, die den gesamten Mineral- und Vitaminhaushalt ›ausräubern‹. Ungewohnte und eigenartige Eßgelüste haben oft psychische Ursachen. Am häufigsten spielt Sehnsucht nach Liebe bzw. Liebesverlangen eine Rolle. Extremes Verlangen im Trinken bezieht sich entweder auf ›Liebesersatz‹, wenn sich das Verlangen auf die Süße von Likören usw. bezieht; oder es geht um ein ›Hinunterspülen‹, ein Unterdrücken von nicht verarbeitetem Kummer, Ärger oder Unbefriedigtsein, falls der Alkohol im Vordergrund der Trinkgelüste steht. Manchmal trinken wir uns auch Mut an.
Esoterisch gesehen geraten wir in ein Ungleichgewicht, weil sich psychosomatische Vorgänge, Erfahrungen und Erwartungen nicht ohne weiteres in Einklang bringen lassen mit den geistigen und spirituellen Hoffnungen und Zielsetzungen. Es geht darum, ob wir ein Gefühl der inneren Leere oder der Enttäuschung über das Nichterreichen von selbst gesteckten Zielen (meist unbewußt) als Anlaß nehmen, uns ›etwas Gutes zu tun‹. Wir suchen eine Ersatzbefriedigung. Wenn wir Appetit auf etwas Saures haben, fehlt uns schöpferische Yin-Kraft, mit deren Energie Frauen neues Leben in sich entstehen lassen können. Gerade Schwangere haben deshalb oft Lust auf Saures, um diese Kraft stärker auszubilden. Große Gier auf Süßigkeiten gilt als Ersatz für ungestillte Liebessehnsucht, aber auch für Selbstliebe und Trotz. (In der Kakaobohne, also auch in Schokolade, ist ein Stoff enthalten, der ähnlich wie ein Sexualstimulans wirkt.) Gelüste auf Scharfes weisen auf Aggressionen hin, die nach innen umgeleitet werden. Wir erlauben uns unsere innere Stärke nicht.

Behandlung:

Am wichtigsten ist die gesunde Ernährung mit Vollwertkost, weil so auf natürliche Weise das fehlende Vitamin B zur Verfügung gestellt wird (besonders B_6 und B_{12}). Notfalls empfiehlt sich eine Nahrungsergänzung in Form einer

Vitamin-B-Kur mit Tabletten oder Injektionen. Auch Vitamin E ist zumeist in erhöhter Dosis notwendig.

Vom spirituellen Standpunkt aus muß man sich um die Stärkung des Selbstwertgefühls bemühen und um mehr Lebensfreude, vor allem durch einen Austausch von Zuwendung mit anderen Menschen. Wenn das in der Partnerschaft nicht (mehr) möglich ist (aus Zeitmangel, wegen einer ›eingetrockneten‹ oder nicht mehr befriedigenden Beziehung), dann können Sport- oder Gruppenaktivitäten einen gewissen Ausgleich bieten. Auch der Aufenthalt in einer Kurklinik mit Gleichgesinnten – am besten unter südlicher Sonne – kann Wunder bei der Harmonisierung der Eßgewohnheiten und der Psyche wirken.

Farbe:

– Grün auf das Herzchakra;
– Rosa auf das Herz – bei Gefühlen von Einsamkeit;
– Gelb am Ende des Brustbeins – bei Mangel an Urvertrauen in das Leben;
– Rot auf das Steißbein – bei Unsicherheit.

Erfahrungsheilkunde:

Falls Parasiten die Ursache sind, ist zusätzlich China homöopathisch nützlich.

Bach-Blüten:

Aus der Gruppe 4 ›Einsamkeit‹: Heather;
aus der Gruppe 2 ›Unsicherheit‹: Wild Oat, Gentian, Hornbeam.

Aromaöle:

Rosenöl, 1 – 3 Tropfen ins Bad oder in die Duftlampe.

Falten

Die Spannung des Bindegewebes läßt altersbedingt im Laufe der Jahre nach. Vorzeitige Falten entstehen vor allem aufgrund von Kummer, Sorgen, Streß, Überlastung, mangelnder Bewegung, falscher Ernährung und ›innerer Austrocknung‹, also einem extremen Mangel an Flüssigkeitsaufnahme. Gute Hautfeuchtigkeitlotions, die einen hohen Anteil an reinem Aloe-Vera-Extrakt enthalten, wirken unter der Tagescreme von außen gegen Falten. Nach jedem Duschen und Baden sollten wir unsere Haut gut eincremen oder einölen. Falls die Falten nicht altersbedingt sind, sondern auf psychische Faktoren zurückgehen, zum Beispiel auf Kummer und Sorgen, empfehle ich Bach-Blüten.

Farbe:

Türkis, Lemon zur Aktivierung der Thymusdrüse.

Erfahrungsheilkunde:

Thymusdrüse beklopfen, siehe Seite 32.

Schüsslersche Zellsalze:

Silicea D 12, das man auch biochemisches Kosmetikum nennt, ist geeignet, einer vorzeitigen Faltenbildung vorzubeugen und das Bindegewebe zu straffen. Die Dosierung ist natürlich sehr individuell – ich empfehle meinen Patientinnen oft, jeden Abend für eine 6-Wochen-Kur vier Lutschtabletten zu nehmen.

Bach-Blüten:

Aus der Gruppe 7 ›Übertriebene Sorge‹: Rock Water;
aus der Gruppe 5 ›Überempfindlichkeit‹: Walnut, Holly.

Aromaöle:

Weihrauch und Neroli.
Eine entscheidende Rolle spielt auch die Wahl des richtigen Trägeröls. Es sollte ziemlich reichhaltig sein, weshalb sich Avocado und Jojoba am ehesten eignen. Optimal wäre, wenn die Basissubstanz zu 25% aus Weizenkeimöl bestehen würde.

Fastenkur (zur Unterstützung von Fastenkuren siehe Entgiftung)

<u>Farbe:</u>

Farbe Rot mit Pyramidenfokus auf einen Akupunkturpunkt strahlen, oben am Unterarm, zwischen Elle und Speiche, ca. 2,5 cm vom Handgelenk entfernt (3E6);
sowie an weitere, Akupunkteuren bekannte Punkte (zum Beispiel Magen 25) und an die Leber.

Fettleibigkeit (Obesität)

Bei Wasseransammlung muß man viel trinken.
Knoblauch und Zwiebel aktivieren die Schilddrüse. Beide Mittel kann man in
Form von Kapseln einnehmen oder in rohem Zustand den Mahlzeiten beifügen.

Farbe:

1. Farbe Lemon auf die Thymusdrüse (mit Pyramidenfokus) sowie auf die
   gesamte Vorderfront mit Zonen- oder Ganzkörperbestrahlung (notfalls
   nur auf Brustbein und Solarplexus).
2. Farbe Grün auf das dritte Auge.
   Bei Schilddrüsenunterfunktion zusätzlich:
   Farbe Orange auf die Schilddrüse.

   Bei Keimdrüsenunterfunktion zusätzlich:
   Farbe Scharlachrot auf die Mitte der Schamhaargrenze und auf die Mitte
   der Nierenpole.

   Bei starken Hungergefühlen und Wasseransammlungen zusätzlich:
   Farbe Scharlachrot auf die Nierenpole.

Bach-Blüten:

Crab Apple, Holly

Aromaöle:

Rosmarin, Geranie

Fieber

Farbe:

Farbe Blau auf die Schädeldecke strahlen.

Erfahrungsheilkunde:

Handwarme bis kühle Wadenwickel, die gewechselt werden müssen, wenn sie heiß sind.

Schüsslersche Zellsalze:

Ferrum phos. D12 bei Fieber bis ca. 38,5°;
bei hohem Fieber: Kalium phos. D6

Bach-Blüten:

Crab Apple

Aromaöle:

Basilikum, Kamille, Lavendel, Pfefferminze, Rosmarin, Ti-Baum, Wacholder und Zypresse bringen den Körper zum Schwitzen. 1−3 Tropfen ins warme Bad.
Fiebersenkende Öle sind Bergamotte, Eukalyptus, Lavendel und Pfefferminze. Am besten als 1−3 Tropfen in die Duftlampe.

Folgen von Fehlgeburt, Abtreibung, Abgang

Symptombild:

Jedes Ereignis dieser Art bewirkt sowohl für unseren Organismus wie für unsere Seele große Belastungen, Veränderungen und Herausforderungen. Offensichtlich ist der physische Blutverlust, der damit einhergeht, aber fast immer auch ein psychischer ›Blutverlust‹, also ein Ausfließen oder Wegsikkern von Gefühlen, Vertrauen und Lebensmut, schlechthin von Leben. Sehr viel mehr Frauen, als Männer gemeinhin wissen, haben bereits Fehlgeburten, Abtreibungen oder Abgänge erlebt. Ich schätze, daß gut drei Viertel aller erwachsenen Frauen solche Ereignisse durchlitten haben. Zum Symptombild gehört vor allem all das, was unter dem Stichwort ›PMS-Syndrom‹ aufgeführt und deshalb hier nicht wiederholt wird.

Auf die körperlichen und emotionalen Ursachen von Fehlgeburten, Abtreibungen und Abgängen kann ich an dieser Stelle nicht ausführlich eingehen. Das wäre medizinisch unverantwortlich − dazu bedarf es eines eigenen Buchs. Zu den *spirituellen* Hintergründen möchte ich aber wenigstens einige wenige Bemerkungen machen, die für Sie eine Anregung darstellen können, Sinn auch in solchen Ereignissen zu erkennen.

Die Tatsache, daß unser Körper, unsere Seele und unser Geist (noch) nicht bereit sind, neues Leben auszutragen, findet karmisch gesehen seine Entsprechung darin, daß die betreffende Seele, die sich angekündigt hatte, in ihrem Seelenentwicklungsplan ausgesucht hatte, diese Erfahrung zu machen. Das sollte nicht als billige Entschuldigung für mutwillige Abtreibungen mißverstanden werden − im Gegenteil. Es ist ein Plädoyer dafür, daß wir (wieder) ein Urvertrauen entwickeln in die Existenz einer natürlichen, höheren Ordnung, in der es keine ›Fehler‹ und nichts ›Falsches‹ gibt, und in der der Selbstwert der Frau nicht durch unverständige, engherzige oder gar intellektuelldogmatische Männerurteile über diese Vorgänge bestimmt werden darf. Chris Griscom hat in ihrem Buch ›Zeit ist eine Illusion‹ über diese Zusammenhänge einiges Bedenkenswertes geschrieben. Wir Frauen kämpfen oft gegen uns selbst, wir entwickeln Schuldgefühle, verzweifeln, halten uns für sündig und schlecht infolge von Fehlgeburten, Abtreibungen und Abgängen. Ich nehme diese drei Vorgänge bewußt zusammen, damit wir uns gar nicht erst in eine von Männerideologien aufgezwungene Differenzierung ›guter‹ (Abgänge und Fehlgeburten) und ›böser‹ (Abtreibungen) Vorstellungen drängen lassen.

Während der Menopause kommen oft solche früheren Ereignisse, die vielleicht im Laufe der Zeit vergessen oder verdrängt wurden, wieder in das Tagesbewußtsein. Damit verbunden sind dann meist Hader mit dem Schicksal oder mit Gott, oder es tauchen späte Schuldgefühle oder Trauer auf, weil man meint, die eigene Weiblichkeit sei nicht so erfüllt worden, wie dies einem verinnerlichten Bild entspräche.

Behandlung:

Die folgenden Vorschläge beziehen sich nicht auf die Behandlung von Fehlgeburten, Abgängen oder Abtreibungen, sondern nur auf aktivierte Erinnerungen, die später, zum Beispiel während der Menopause, im Rückblick auf frühere Ereignisse psychosomatische Schmerzen auslösen – also quasi als psychosomatische Spätfolgen.

Meditation, intensive Beschäftigung mit Karma und Lebenssinn, eventuell eine sogenannte Rückführung mit der Absicht, dem betreffenden Wesen auf der Seelenebene zu begegnen und den Sinn des Geschehens gemeinsam zu klären – das sind wertvolle emotionale und spirituelle Ansätze, um mit Fehlgeburt, Abgang oder Abtreibung umzugehen.

Farbe:

– Gelb an das Ende des Brustbeins strahlen, um das Urvertrauen wieder zu finden;
– Grün auf das Herzchakra und Rosa auf das Herz, um Herzblockaden zu lösen;
– Violett auf den Scheitelpunkt des Kopfes und Magenta auf die Mitte des Hinterhauptes über dem Nacken, um sich für geistige Ebenen und das karmische Verständnis zu öffnen.

Erfahrungsheilkunde (hier als homöopathische Mittel):

Arnica – als generelles Wundheilmittel;
Bellis – speziell für die Gebärmutterheilung;
Lachesis – bei Blutergüssen und Gefahr von Blutvergiftung;
Calcium carbonicum, Lycopodium oder Sepia – wenn man sich nach dem Ereignis sehr schwach gefühlt hat;
Platin oder Ignatia – bei Kummer, Trauer, Depressionen im Zusammenhang mit dem Geschehen;
Pulsatilla – bei Weinerlichkeit;
Nux vomica – wenn man sich Betäubungsmitteln, besonders Alkohol, zuwendet.
Zink-Orotat oder Zincum oxydatum D6 oder D12 – bei Neigung zu ungewünschten Abgängen und Fehlgeburten.

Schüsslersche Zellsalze:

Kalium phos. D6, Magnesium phos. D6.

Bach-Blüten:

- Aus der Gruppe 1 ›Angst‹: Mimulus (bei stillen, heimlichen Ängsten), Aspen (bei unerklärlichen Ängsten), eventuell Red Chestnut (bei Leiden um andere, wenn man zum Beispiel mit der Seele, die sich wieder verabschiedet hat, noch Verbindung aufrecht erhält bzw. erhalten will);
- aus der Gruppe 4 ›Einsamkeit‹: Impatiens (bei Ungeduld wegen einer ersehnten, aber nicht verwirklichten Schwangerschaft);
- aus der Gruppe 6 ›Mutlosigkeit, Verzweiflung‹: Crab Apple (wenn man das Bedürfnis spürt, sich ›reinigen‹ zu müssen), Larch (man hat die Hoffnung nicht aufgegeben, schwanger zu werden, fühlt sich aber zu mutlos), Pine (wenn man sich Vorwürfe macht und unter Schuldgefühlen leidet), Willow (wenn man sich als Opfer des Schicksals fühlt);
- aus der Gruppe 7 ›Übertriebene Sorge um andere‹: Rock Water (man geht mit sich selbst zu hart ins Gericht), Beech (»Jeder Mensch trägt Verantwortung für sein eigenes Leben. Ich lerne zu erfahren, was meine Verantwortung ist.«) Das letzte Zitat ist ein Beispiel für positive Affirmationen zu den Bach-Blüten.

Frigidität

Farbe:

Orange an die Mitte der oberen Schamhaargrenze.

Erfahrungsheilkunde:

Kneippsche Wasseranwendungen.

Aromaöle:

Rose, das eng mit der weiblichen Sexualität verbunden ist,
Jasmin, das zur Stärkung des Selbstvertrauens beiträgt,
Neroli ist wichtig, wenn Angst eine Rolle spielt,
Ylang-Ylang, Muskatellersalbei, Sandelholz.
Rosenöl kräftigt und reinigt die Gebärmutter und wirkt generell wohltuend auf die weiblichen Geschlechtsorgane und steht im Ruf, das beste Aphrodisiakum für Frauen zu sein. Jeweils einige Tropfen ins Badewasser und in die Körperemulsion.

Furunkel

Dringend den Körper entgiften!

Farbe:
1. Rot, 2. Grün.

Erfahrungsheilkunde (hier als homöopathische Mittel):

Myristica sebifera C 30 täglich 3 Glob. als homöopathisches Mittel,
Reinigungs- und Fastenkur.

Schüsslersche Zellsalze:

Silicea D 12, Natrium phos. D 6

Bach-Blüten:

Crab Apple

Aromaöle:

Bergamotte, Lavendel, Thymian, Zitrone, Zwiebel;
1 Tropfen auf 10 g Alkohol und betupfen.

Fußpilz (Epidermophytie)

Farbe:

Grün

Erfahrungsheilkunde:

Reinigungs- und Fastenkur, alle Süßigkeiten meiden, siehe Seite 116

Schüsslersche Zellsalze:

Natrium phos. D6

Bach-Blüten:

Crab Apple

Aromaöle:

Lavendel- und Myrrhenöl, Ti-Baum, 1 – 3 Tropfen ins Fußbad.

Fußwarzen

Farbe:

1. Violett, 2. Grün

Erfahrungsheilkunde:

mit Schöllkraut, Thuja-Tinktur betupfen.

Schüsslersche Zellsalze:

Kalium chlor. D6 innerlich; Natrium sulf. D6-Salbe äußerlich.

Bach-Blüten:

Crab Apple

Aromaöle:

Ti-Baum, Knoblauch, Thuja, Nelke, Zwiebel, (hier darf ausnahmsweise 1 Tropfen direkt auf die Warze).

Gallensteine – Gallebeschwerden

Farbe:

1. Farbe Lemon mit Farbakupunktur auf Galle strahlen.
2. Farbe Orange danach ebenfalls dorthin zur Weitung.
3. Farbe Grün bei Koliken.

Erfahrungsheilkunde:

Berberitzentee, möglichst keinen Kaffee, keine fetten Speisen!
Pfefferminztee
warme Umschläge

Schüsslersche Zellsalze:

Magnesium phos. D6, Natrium phos. D6

Bach-Blüten:

Holly

Aromaöle:

Lavendel und Rosmarin;
Pfefferminzöl 1 Tropfen in heißen Tee.

Gastritis, siehe Magenkrämpfe

Geburt

<u>Farbe:</u>

Bei schwachen Wehen:
1. Farbe Grün auf das dritte Auge strahlen.
2. Farbe Scharlachrot auf die Mitte der Schamhaargrenze.

Bei starker Blutung nach Geburt:
1. Farbe Scharlachrot auf die Mitte der Schamhaargrenze (nur sehr kurz, etwa 3 Sekunden mit Pyramidenfokus).
2. Farbe Indigo danach ebenfalls dorthin, aber länger.

Nachdem die Blutung nachgelassen hat:
Farbe Grün und Farbe Magenta im Wechsel auf die Mitte der Schamhaargrenze strahlen.

Zur Förderung des Milchflusses (Stillen):
Farbe Orange auf die Brüste strahlen.

Zur Minderung des Milchflusses:
Farbe Indigo auf die Brüste strahlen.

<u>Schüsslersche Zellsalze:</u>

Calcium fluor. D 12 zur Kräftigung der elastischen Fasern;
bei Wehenschwäche: alle 5 Minuten Kalium phos. D 6.

<u>Aromaöle:</u>

Wenn die Wehen sehr kräftig sind, bestreiche man Bauch und Seiten mit Mandelöl (Lilien und süßem Wein).

Lavendel und Jasmin verkürzen die Dauer der Entbindung.
Nach der Geburt: Jasminöl, regt den Milchfluß an (oder Fenchelöl).

Gefühlsschwankungen

Symptombild:

Unbegründete Hochs und Tiefs, Unsicherheit, Weinerlichkeit, Launen, Empfindlichkeit, Traurigkeit, unbegründete Wechsel in Ab- und Zuneigung zu einer Person, unvermittelte Lebensfreude wechselt mit melancholischen Anwandlungen...

Ursachen und Bedeutung:

Meistens sind Hormonschwankungen die Ursache. Die Folgen künstlicher Hormone sind bekannt. Unser Hormonsystem reagiert im Zusammenspiel mit der Hypophyse feiner als unser Nervensystem. Zwischen dem Hormonsystem und unserem Gefühlsleben besteht eine enge Wechselbeziehung. So reagieren wir gefühlsmäßig, wenn zum Beispiel durch Wetterwechsel, Tiefdruck oder natürliche Hormonschwankungen die Hypophyse die Steuerung des Hormonsystems verändert bzw. verändern muß. Umgekehrt wirken auch Gefühlsschwankungen, die von außen ausgelöst werden − zum Beispiel durch Komplimente, Kritik, Erfolg oder Mißerfolg − über die Hypophyse, den ›Seismographen‹ für feinste Schwingungen und die Brücke zwischen Körper, Geist und Seele, zurück auf das Hormonsystem.
Wir befinden uns wie auf stürmischem Meer. Wir haben (noch) keinen Anker (Urvertrauen) geworfen. Oft steckt dahinter eine noch nicht gelöste Problematik aus der Kindheit: Wir fühlten uns zu Hause nicht sicher und haben kein wirkliches Vertrauen und keinen echten Glauben an uns selbst entwickelt.

Behandlung:

Meditation; Bewegung in freier Natur; Sonne; sportliche Betätigung.

Farbe:

Harmonisierung der feinstofflichen Kraftzentren (Chakren) durch entsprechende Bestrahlung; siehe auch Chakraübungen unter ›Chakraharmonisierung‹;
besonders Blau auf das dritte Auge und Rot auf das Steißbein.

Erfahrungsheilkunde (hier als homöopathische Mittel):

Nux vomica kann allgemein sinnvoll sein;
Chamomilla − bei Überempfindlichkeit;
Phosphor − bei zu starker Belastung durch eine Vielzahl von Eindrücken;
Nachtkerzenöl (Vitamin E).

<u>Bach-Blüten:</u>

Aus der Gruppe 5 ›Überempfindlichkeit‹: Centaury;
aus der Gruppe 2 ›Unsicherheit‹: Wild Oat, Scleranthus, Cerato, Gentian.

<u>Aromaöle:</u>

Lavendel, Rose, Bergamotte in die Duftlampe.

Gewichtsveränderungen

<u>Symptombild:</u>

Wesentliche Gewichtsabnahme oder Gewichtszunahme, ab ca. 2 bis 3% des Körpersgewichts.

<u>Ursachen und Bedeutung:</u>

Für Gewichtsveränderungen − falls sie nicht im Rahmen eines sinnvollen Reinigungs- und Fastenplans erfolgen − gilt allgemein, daß sie durch einseitige, falsche Ernährung verursacht werden. Geringfügige Schwankungen sind normal. Viele Frauen nehmen zum Ende des Zyklus, zur Periode hin, leicht zu. In der Menopause wenden sich viele Frauen − aus Kummer oder aus physiologisch begründeter ›Gier‹ − mehr dem Essen und Trinken zu als zuvor (siehe auch Eß- und Trinkgelüste). Wenn der Vitamin-Haushalt in Ordnung ist, speziell der Vitamin-B-Haushalt, gibt es jedoch keinen hormonellen Grund, daß Frauen in den Wechseljahren zu- oder abnehmen sollten.
Gewichtsabnahme geht häufig auf kräftezehrende Krankheiten (auch Tumore) zurück, auf Mangel an Erholung, zu anstrengende Arbeit oder Kummer, besonders Liebeskummer (siehe dort); eventuell auch auf Parasiten (›Bandwurm‹ o. a.) oder Störzonen (siehe unter Störfelder). Eine hochgradige Schilddrüsenüberfunktion muß eventuell auch in Betracht gezogen werden. (Magersucht ist eine regelrechte Krankheit, die sich in nahezu totaler Nahrungsverweigerung ausdrückt. Bei Magersucht muß ein kompetenter Behandler aufgesucht werden.) Gewichtsabnahme deutet spirituell auf Selbstablehnung, Realitätsverlust oder religiös übersteigerte Askese hin.
Gewichtszunahme beruht häufig darauf, daß wir zu wenig trinken − vor allem klares Wasser. Die Niere gibt dann dem Organismus den ›Notauftrag‹, viel Flüssigkeit zu speichern, um die mangelnde Wasserversorgung auszugleichen.
Es kann auch an ›Verstopfung‹ liegen. ›Verstopfung‹ wird durch falsche Ernährung, aber auch durch psychosomatische Faktoren ausgelöst − wie Kummer. Verstopfung vor der Periode ist nicht selten; sie hängt mit der Funktion des Vagus-Nervs zusammen − dessen Anspannung sich erst mit der Menstruation wieder löst. Auch eine Schilddrüsenunterfunktion kann zu Gewichtszunahme führen. (›Freßgier‹ bei Neigung zu Korpulenz erfordert genau wie die Magersucht eine kompetente Krankheitsbehandlung. Die Funktion der Hypophyse, das Hormonsystem und der Vitamin-B-Haushalt spielen eine besondere Rolle. Psychologische Beratung und ›Umstimmung‹ sind notwendig.)
Gewichtszunahme deutet spirituell auf ein falsch gelenktes Bedürfnis hin, andere zu beschützen (›Gluckenbewußtsein‹), oder auf übergroßes Lebensver-

langen. Bei stark medial veranlagten Menschen kann Gewichtszunahme als
›Erdung‹ dienen. Chronische Verstopfung weist esoterisch auf die Lernauf-
gabe hin, Menschen, Ideen, Vorstellungen, alte Verhaltensmuster loszulassen
(im Extremfall ist Verstopfung eine Wirkung von Geiz).

Behandlung:

Bei starker Gewichtsabnahme muß der Behandler prüfen, ob Parasiten im
Organismus sind, eine extreme Schilddrüsenüberfunktion vorliegt oder bis-
lang nicht erkannte Krankheitsherde.
Mehr körperliche Bewegung, möglichst an der frischen Luft; mehr Erholung;
Bitterstoffe zur Anregung des Appetits (u. a. Bittertees wie Wermut und
Löwenzahn);
ausgewogener und ›besser‹ essen; lieber Butter statt Margarine! (Margarine
trocknet den Darm aus);
sich mehr Zeit zum Essen nehmen und mit mehr Spaß essen. Das alles sind
allgemeine, aber sehr probate Hilfen.
Bei unerwünschter Gewichtsabnahme mehr klare Flüssigkeit trinken (8 – 10
Gläser gutes Wasser, teils auch leichte Kräutertees oder verdünnte Fruchtsäfte);
für gute Verdauung sorgen – nicht mit Abführmitteln (die die Darmschleim-
haut angreifen oder sogar zerstören), sondern indem Sie genügend frisches
Obst und frisches Gemüse sowie Rohkost und Vollwertkost essen. Pflanzliche Hilfen für eine bessere Verdauung sind u. a. Sauerkrautsaft, Galleelixiere
(aus dem Reformhaus), pflanzliche (vegetarische) Enzyme. Sie können den
Morgen auch mit einem Glas lauwarmen Wassers oder einem Glas frisch aus-
gepreßtem Fruchtsaft (wenn Ihre Magenschleimhaut das verträgt) beginnen,
um die Voraussetzung für die geregelte Verdauung zu schaffen. Es kann auch
sinnvoll sein, jeden Morgen die gesamte Bauchregion sanft in kreisenden Be-
wegungen zu massieren. Auch manche Yogaübungen – zum Beispiel Nauli
Banda – helfen hier. Eine überwiegend sitzende Tätigkeit erfordert natürlich einen gehörigen körperlichen Ausgleich!

Farbe:

Bei Verstopfung strahlen Sie – am besten mit einer Farbakupunkturlampe
– erst mit Rot eine Minute, dann mit Grün eine Minute in die Kuhlen links
und rechts an den Nasenflügeln;
auf die gleiche Weise auch auf den Winkel in der Mitte des kleinen Hügels,
der sich zwischen Daumen und Zeigefinger bildet, wenn Sie den Daumen an
die Hand anlegen.

Erfahrungsheilkunde:

auf frische, lebendige Nahrung achten; keine Süßigkeiten

Schüsslersche Zellsalze:

Kalium sulf. D6, Natrium chlor. D6

Bach-Blüten:

Aus der Gruppe 5 ›Überempfindlichkeit‹: Walnut;
aus der Gruppe 4 ›Einsamkeit‹: Heather;
aus der Gruppe 7 ›Übertriebene Sorge‹: Rock Water.

Aromaöle:

Blaues Veilchen, Fenchel, Kümmel, Majoran, schwarzer Pfeffer, Eisenkraut
(Verbena), Wacholder. Jeweils 1 Tropfen in 1 Glas heiße Flüssigkeit.

Grippe (Influenza)

Farbe:

- Grün links und rechts an die Nasenflügel, wenn die Nase läuft;
- Lemon an die Thymusdrüse,
- Rot ans Steißbein und an die Leber.

Erfahrungsheilkunde:

Vitamin C, Echinacea

Schüsslersche Zellsalze:

Siehe Fieber S. 52

Bach-Blüten:

Crab Apple

Aromaöle:

Unterstützend Ti-Baum-Öl 3 Tropfen in ein Vollbad geben.
Lavendel und Eukalyptus.
Verdampfen oder Versprühen von Ti-Baum und Eukalyptus.

Gürtelrose (Herpes zoster)

Gürtelrose wird durch einen Virus verursacht, der dem der Windpocken ähnlich ist. Aber während bei Windpocken ganz allgemein Hautausschlag auftritt, entsteht er bei der Gürtelrose nur entlang einer Nervenbahn. Von den Unterschieden abgesehen, ist das durch beide Erkrankungen verursachte Defizit in der Ernährung hoch.
Der Virus befällt die empfindlichen Nerven, die sich in der Nähe des Rückenmarks (Spinalnerven) befinden, und verursacht auf den von ihnen versorgten Hautpartien ganze Schwärme von Bläschen. Die Schmerzen beginnen gewöhnlich bereits, bevor die Bläschen erscheinen, und können einige Tage von Fieber begleitet sein. Wenn die Bläschen schließlich verschwinden, dauern die Schmerzen zuweilen noch wochen- oder monatelang an.

Farbe:

Türkis und Grün

Erfahrungsheilkunde:

Vitamin A
Vitamin-B-Komplex
Vitamin C/Acerola Tab.

Schüsslersche Zellsalze:

Kalium chlor. D 6

Bach-Blüten:

Crab Apple

Aromaöle:

Bergamotte-, Eukalyptus- und Ti-Baum-Öl zum Bläschen-Austrocknen. Sie wirken antiviral.
Nach dem Verschwinden der Bläschen wechselweise Lavendel- und Kamillenöl.

Haarausfall

Achten Sie auf emotionale Hintergründe für den Haarausfall.

Symptombild:

Haarausfall, matte und brüchige Haare oder zu starker Haarwuchs (nicht nur am Kopf!) stellen für jeden eine unliebsame Begleiterscheinung von Störungen und Umstellungen im Organismus dar.

Ursachen und Bedeutung:

Die häufigste Ursache für Haarausfall und matte, brüchige Haare ist eine Überfunktion der Schilddrüse, die zum Beispiel durch erhöhte radioaktive Belastungen, durch Hormongaben oder zuviel Zeit vor Fernseh- oder Computerschirm ausgelöst wird. Sowohl in der Menopause wie auch davor können natürliche Hormonumstellungen und -schwankungen zeitweise zu einer Überfunktion der Schilddrüse führen. Oft liegt ein Ungleichgewicht im Mineralhaushalt vor. Weitere Ursachen sind Giftstoffe (zum Beispiel Medikamentenmißbrauch oder Parasiten im Körper), die den Organismus belasten; oder es liegen langanhaltende Erschöpfungszustände vor. Auch minderwertige Haarfärbemittel führen zu matten und brüchigen Haaren.

Zu starker Haarwuchs wird durch falsche Hormonsteuerung verursacht – entweder durch Hormoneinnahme oder durch körpereigene Streßhormone. Chemotherapie und Bestrahlungen führen als Nebenwirkung bekanntlich häufig zu Haarausfall. Der psychologische Hintergrund von Haarproblemen ist häufig darin zu sehen, daß man meint, unbedingt alles selber machen zu sollen (meist aus Sorge, daß es andere nicht richtig machen) und sich dadurch selbst Streß schafft.

Behandlung:

Bei Haarausfall und matten, brüchigen Haaren sind auf jeden Fall die Mineralsalze nach Dr. Schüssler wertvoll.

Die allgemeinen Grundregeln: mehr Licht, Luft und Sonne, gute Ernährung, mehr Zeit für sich selbst nehmen. Minderwertige Pflegeprodukte (ätzende Shampoos gegen Schuppen oder formaldehydhaltige Mittel) vermeiden, künstliche Hormongaben absetzen. Sowohl bei Haarausfall wie bei zu starkem Haarwuchs durch Streß-Ursachen ist der Vitamin-B-Komplex sinnvoll, sowie generell die Vitamine A und E.

Farbe:

1. Farbe Orange mit Pyramidenfokus auf vom Haarausfall betroffene Stelle(n).

2. Farbe Lemon mit Pyramidenfokus auf die Thymusdrüse.
3. Farbe Magenta wahlweise mit Pyramidenfokus (kurz!) auf das Scheitelchakra oder als Zonenbestrahlung auf Gesicht, Kopf und Brust (kurz!).
- Grün rund um den Bauchnabel strahlen.

Erfahrungsheilkunde (als homöopathische Mittel):

Causticum − bei Haarausfall und matten, brüchigen Haaren;
Thallium;
Carbo vegetabilis − bei Haarausfall aufgrund absoluter Erschöpfung, bei-
spielsweise durch nicht auskurierte Beschwerden;
Lycopodium − bei zu starkem Haarwuchs.

Schüsslersche Zellsalze:

Silicea D 12, Calcium phos. D 6, Kalium phos. D 6

Bach-Blüten:

Aus der Gruppe ›Übertriebene Sorge‹: Beech, Vervain.

Halsschmerzen, Halsentzündung, Angina

Luftfeuchtigkeit genügend hochhalten! Nicht rauchen, auch nicht passiv mitrauchen!

Farbe:

Bei akuten Beschwerden:
1. Farbe Grün mit Pyramidenfokus auf betroffene Stelle.
2. Farbe Blau auf das dritte Auge, mit Pyramidenfokus.
Zusätzlich *bei Fieber:*
3. Farbe Blau mit Pyramidenfokus an betroffene Halsstelle.
Zusätzlich bei Kopfschmerzen:
4. Farbe Purpur ans dritte Auge, mit Pyramidenfokus (kurz).
Bei *chronischen Halsschmerzen:*
— Farbe Lemon mit Pyramidenfokus an die Thymusdrüse.

Erfahrungsheilkunde:

siehe Seite 31, hohe Dosen Vitamin C

Schüsslersche Zellsalze:

Ferrum phos. D 12 bei heißer Stirn; Natrium phos. D 6

Bach-Blüten:

Aus der Gruppe 1 ›Angst‹

Aromaöle:

Inhalationen und häufiges Gurgeln am besten mit Thymian-, Zitronen- oder Ingweröl.

Hämorrhoiden

Überprüfen Sie, ob Verstopfung oder Leberschwäche als Ursache in Frage kommen.

Farbe:

1. Farbe Lemon zwischen die Schulterblätter, am besten mit Pyramiden-fokus.
2. Farbe Indigo auf das Kreuzbein strahlen.
3. Violett an die Milz.

Erfahrungsheilkunde:

Mariendistelextrakt, Artischockensaft

Schüsslersche Zellsalze:

Natrium phos. D6

Bach-Blüten:

Crab Apple, Red Chestnut

Aromaöle:

Wacholder, Weihrauch und Zypresse
Rosmarin-, Majoran- oder Fenchelöl. Bauchmassage im Uhrzeigersinn, jeweils einige Tropfen ins Massageöl. Im Uhrzeigersinn rund um den Nabel massieren.

Harnbeschwerden (siehe auch Blasenentzündung – Zystitis)

Symptombild:

Am häufigsten ist dabei unwillkürlicher Harnfluß; ebenfalls relativ oft wird Brennen beim Harnlassen gespürt. Harnverhaltung ist ein weiterer Aspekt von Harnbeschwerden.

Ursachen und Bedeutung:

Erschöpfungszustände, die meist nicht bewußt sind (zum Beispiel infolge nicht ausreichend auskurierter, länger zurückliegender Krankheiten), gehören zu den wichtigsten Ursachen von unwillkürlichem Harnfluß, vielleicht gibt es aber auch Parasiten im Darm. Wenn das Harnlassen brennt, liegt meist eine Erkältung vor, oft auch chronisch kalte Füße. Möglich ist auch bakterieller Infekt oder Pilzbefall. Unter Umständen muß auch auf eine Geschlechtskrankheit hin untersucht werden. Manche Medikamente und scharfe Gewürze können ebenfalls zu brennendem Harn führen. Auch wenn man zu wenig klares Wasser trinkt bzw. zu viel konzentrierte Fruchtsäfte, kann brennender Harn die Folge sein. Harnverhaltung geht meist auf Erkältungen zurück, auf Fieber und wiederum darauf, daß man zu wenig klares Wasser trinkt. In einigen Fällen geht Harnverhaltung auf eine allergische Reaktion gegen Wespen- oder Bienenstiche zurück (die eventuell länger zurückliegen, und erst durch die Aufnahme tierischen Eiweißes aktiviert wird).
Enttäuschungen, sich gekränkt fühlen oder beleidigt sein, können die emotionalen Auslöser von Harnbeschwerden sein. Die Chinesen sagen: »Seelische Konflikte sitzen in den Nieren!« Dies gilt vor allem für Partnerschaftsprobleme, die sich oft in Nierenbeschwerden bemerkbar machen.

Behandlung:

Bei Erkältungsursachen von Harnverhaltung und brennendem Harn empfiehlt es sich, viel Kräutertees zu trinken, vor allem Zinnkrauttee, und für warme Füße zu sorgen (eventuell Wechselfußbäder nehmen).

Farbe:

– Mit Blau links und rechts in den Leisten bestrahlen;
– mit Orange an der Mitte der Schamhaargrenze.

Erfahrungsheilkunde (homöopathische Mittel):

Causticum – bei unwillkürlichem Harnfluß;
China – bei Parasitenbefall;

140

Aconit, Belladonna oder Dulcamara — bei Erkältungsursachen.
Tee: Goldruten- und Zinnkrauttee

Schüsslersche Zellsalze:

Natrium phos. D6

Bach-Blüten:

Bei Erschöpfung: Rescue Remedy;
oder aus der Gruppe 6 ›Mutlosigkeit‹: Crab Apple, Oak

Aromaöle:

— um die Harnausscheidung anzuregen:
  Anis, Fenchel, Kampfer, Knoblauch, Lavendel, Rosmarin, Salbei, Zwiebel: 1 Tropfen in 1 Glas heißes Wasser.
— bei Harnwegsinfektionen:
  Bergamotte, Eukalyptus, Fenchel, Geranie, Lavendel, Petersilie, Salbei, Thymian, Weihrauch, Zitrone, Zwiebel: 1 Tropfen in 1 Glas heißes Wasser.

Herpes zoster (siehe unter Gürtelrose)

Herpes (Herpes simplex oder Epstein-Barr)

Symptombild:

Herpes fängt mit einem juckenden roten Fleck an, der anschwillt und in dessen Mitte ein eitergefülltes schmerzendes Bläschen entsteht. Nachdem die Bläschen zunächst jucken, brennen sie oft oder stechen. Herpes simplex tritt meist an den Lippen auf, am Gesäß oder an den Genitalien. Herpes simplex beruht auf Windpockenviren. Es darf nicht mit der Gürtelrose, Herpes zoster, und mit anderen Herpesformen verwechselt werden. Genital-Herpes ist meist Herpes simplex – bitte suchen Sie aber gegebenenfalls Ihren Arzt auf!

Ursachen und Bedeutung:

Wenn Hormonschwankungen, wie bei der Menstruation oder in der Menopause, zusammenfallen mit zu großen körperlichen und/oder geistigen Streßbelastungen und weiteren Faktoren, wie geopathischen Störzonen, belastenden elektromagnetischen Strahlungen oder irritierenden Mondphasen wie Vollmond oder Neumond oder astrologischen Mondquadraten, werden Viren, die bereits im Organismus in den Nervenganglien ›schlummern‹, aktiviert. Die Abwehr des Körpers ist durch die Summe der erwähnten Faktoren geschwächt, das Immunsystem funktioniert nicht mehr so, wie es eigentlich sollte, die Viren ›wachen auf‹ und beginnen ihr Werk. Meist lösen emotionale Schocks oder körperliche Schwächezustände die Aktivierung der Herpesviren aus. Es handelt sich sozusagen um das Resultat einer Verkettung von Überbelastung, Mondstellung, Menses und emotionalem Ereignis.
Spirituell gesehen, bedeutet das Auftreten von Herpes, daß man sich auf nicht direkt faßbare Weise emotional angegriffen fühlt. Man fühlt sich bedroht und sucht unbewußt oder bewußt Schutz für das eigene Gefühlsleben. Oft spielen auch uralte archetypische oder karmisch bedingte Schuld- und Sühnevorstellungen bzw. -prägungen eine Rolle. Eigene Aggressionen will man nicht wahrhaben. Es entsteht das Gefühl, daß der eigene Schutzschild nicht ausreicht. Man sollte versuchen, sowohl analytisch als auch intuitiv zu denken und die Umstände anzunehmen lernen. Ein dritter Grund ist die – meistens unbewußte – Ablehnung der eigenen Weiblichkeit bzw. weiblicher Gefühle.

Behandlung:

Bei Herpes läßt sich zur Zeit im Regelfall nur vorübergehende Linderung und Abheilung von Herpesbläschen erreichen; lebenslang gültige vollständige

Heilungen sind selten, weil sich die Viren in den Nervenganglien praktisch für immer festgesetzt haben. Cortison unterdrückt Herpes bestenfalls, es heilt aber nicht.

Wenn die Belastungen des Abwehrsystems durch geopathische Störzonen und/oder elektromagnetische Strahlungen verursacht werden, sollten Sie einen seriösen Rutengänger kommen lassen. Nach meiner langjährigen Praxiserfahrung lösen solche Störfelder und Strahlen etwa drei Viertel aller akuten Herpesfälle aus!

Farbe:

- Mit Grün und Blau lokal bestrahlen, ohne die Haut dabei direkt zu berühren;
- mit Rot am Steißbein zur Aktivierung des körpereigenen Abwehrsystems.

Erfahrungsheilkunde:

Homöopathisch sind oft angezeigt
- Hepar sulf.
- Dulcamara
- Acid. Nitricum
- Rhus tox.

Vitamin A + C, Lysin täglich.
Zusätzlich zur lokalen Behandlung empfiehlt sich der gesamte Vitamin-B-Komplex, in Tablettenform oder als Injektion. Wenn Herpesbläschen aufgrund von Schwäche in der Menstruationsphase auftreten (durch Blutverlust oder durch psychische Labilität) und praktisch alle vier Wochen akut werden, sollte die Vitamin-B-Dosis deutlich erhöht bis verdoppelt werden.

Schüsslersche Zellsalze:

Natrium mur. D6 zur lokalen Behandlung von Herpesbläschen.
Man zerreibt 3 bis 4 Tabletten mit Wasser zu einem weißlichen Brei und trägt ihn lokal auf die betroffenen Stellen auf. Das lindert und fördert den Abheilungsprozeß, der bei täglich zweimaligem Auftragen ca. ein bis sechs Tage dauert. Je schwächer die Abwehrkräfte sind, desto länger dauert der Abheilungsprozeß. Die DHU, die bedeutendste Herstellerfirma von Schüsslermitteln, empfiehlt Kalium chloratum D6 Salbe bei ›herpesartigen‹ Ausschlägen mit entzündeten Bläschen.

Bach-Blüten:

Aus der Gruppe 5 ›Überempfindlichkeit‹: Holly, Walnut;
aus der Gruppe 2 ›Unsicherheit‹: Hornbeam.

Aromaöle:

Tea-Tree-Baum: 1 Tropfen ins Wasser zum Betupfen.

Herzbeschwerden

Symptombild:

Herzbeklemmung, Herzstiche, Herzschmerzen (eventuell mit Ausstrahlung bis zum linken Arm), Herzrasen, arhythmische Herzschläge, Herzpoltern, Herzklopfen, Atemnot.

Ursachen und Bedeutung:

Bei anhaltenden bzw. intensiven Beschwerden muß ein Herzspezialist prüfen, ob eine organische Herzkrankheit vorliegt. Andere als organische Ursachen für Herzbeschwerden können sein: Aufregung, Schreck, Schock, Grippe, Nebenwirkung rheumatischer Beschwerden, Probleme in der Partnerschaft oder Verlust des Partners, Trauer, Kummer, Sorgen, Nebenwirkungen von Gebärmutter- und Eierstockerkrankungen, schwarzer Tee und Kaffee, natürlich Tabak-›Genuß‹, zu üppige bzw. schwere Mahlzeiten, körperliche oder geistige Überanstrengung, falsche Sitzhaltung, Hämorrhoiden, Parasiten, Störzonen, psychische Reizbarkeit bzw. Überempfindlichkeit usw.
Spirituell gesehen, sind Herzbeschwerden ein überdeutliches Signal für einen Mangel an überpersönlicher Liebe. Gefühle sind blockiert − entweder aufgrund von Einsamkeit, Verzweiflung oder Angst, oder weil man sich selbst verschlossen hat.
Oft fehlt der Mut, sich gegenüber einer erfahrungsgemäß feindseligen Umwelt wieder zu öffnen. Mangel an Urvertrauen in das Leben führt zu Unsicherheit und Kräfteverlust bzw. Kraftmangel, eigenes Selbstwertgefühl aufzubauen. Wir trauen uns nicht, Liebe zu erleben und Liebe zu zeigen, weil wir Angst haben, keine Resonanz zu finden, (wieder) Enttäuschungen zu erfahren und uns dann wertlos zu fühlen.

Behandlung:

Auf jeden Fall kompetente Behandler aufsuchen!
Wechselarmbäder heiß-kalt, wobei der Ellbogen mit eingetaucht sein soll, Fußbäder, unter Umständen Kneippbäder (wenn es sich nicht um eine akute Herzschwäche handelt). Ein altes Hausrezept empfiehlt, Kirschkerne in einem Leinenbeutel zu sammeln und über Nacht auf das Herz zu legen. Für Bewegung sorgen, damit der Kreislauf angeregt wird; beim Essen auf abwechslungsreiche, leichte Kost achten; hochprozentiger Alkohol ist strikt zu meiden, Tabak ohnehin. Bei Herzbeschwerden durch nervliche Belastungen, die von der Schulmedizin gern ›vegetative Dystonie‹ genannt werden, ›Herzgespann-Tee‹ − Leonorus cardiaca − trinken (im Kräuterladen oder in der Apotheke erhältlich).

- Senken Sie die Aufnahme von Zucker und Salz.
- Hören Sie auf zu rauchen.
- Bewegen Sie sich regelmäßig.
- Achten Sie auf Ihr Gewicht.
- Üben Sie Entspannungstechniken ein, zum Beispiel Meditation oder autogenes Training, um Streß abzubauen.
- Verringern Sie die Aufnahme von gesättigten und cholesterinhaltigen Lebensmitteln.
- Essen Sie mehr Knoblauch, frisches Obst und Gemüse.
- Achten Sie darauf, daß Sie genügend Vitamin E bekommen.
- Lachen ist eine großartige Medizin.

Farbe:

Bei zu langsamem Herzschlag (Bradykardie):
1. Farbe Lemon im Wechsel mit Farbe Magenta mit Pyramidenfokus auf Herz strahlen.
2. Farbe Scharlachrot auf Herz, Nieren und die ganzen Füße strahlen.
Zur Unterstützung bei Angina-pectoris-Anfällen:
1. Farbe Lemon im Wechsel mit Farbe Magenta, s. o.
2. Während des Anfalls Farbe Purpur auf das Herz strahlen (am besten mit Pyramidenfokus).
Grün auf das Herzchakra in der Brustkorbmitte und Rosa auf das physische Herz;
Rot auf das Steißbein zur Stärkung der Lebenskraft;
bei *akuter Herzschwäche* notfalls Magenta kurz, das heißt 30 Sekunden, auf das physische Herz und auf den Punkt direkt unterhalb der Nase im Winkel zur Oberlippe;
Gelb an das Ende des Brustbeins, wenn die Herzbeschwerden mit *Angst und Beklemmungen* zusammenhängen;
Türkis an die Schilddrüse bei Beschwerden aufgrund von *Schilddrüsenstörungen.*

Erfahrungsheilkunde (homöopathische Mittel):

- bei Herzklopfen durch Bewegung: Cactus, Digitalis, Lillium tigrinum, Spigelia;
- bei Herzklopfen nach zu üppigem Essen: Nux vomica;
- bei Herzklopfen bei sitzender Tätigkeit: Rhus-tox., Kalium, Spigelia;
- bei Herzbeschwerden durch Grippe: Iberis, Aconit, Gelsemium;
- bei Folgen von Tee und Kaffee: Agaricus, Coffea, Nux vomica;
- bei Folgen von Tabakrauch: Spartium, Convallaria, Kalium, Spigelia;
- bei Herzbeschwerden als Folge von Gebärmutter- oder Eierstockerkrankungen: Cimicifuga, Lillium tigrinum;

- bei Schockzuständen und einem Gefühl, als ob ein kalter Wind um die Seele weht: Aconit;
- bei Kummer und Sorgen: Ignatia;
- bei starkem Flüssigkeitsverlust, einschließlich einer zu starken Periode bzw. starken Blutungen außerhalb der Menstruation (Arzt aufsuchen): China.

Allgemein gelten als wichtige homöopatische Herzmittel:
Cactus, Aconit, Apis, Arsenicum album, Bryonia, Digitalis, Spigelia, Kalium jodatum, Spongia, Strophantus, Spartium, Glonoinum.
Teerezepte: abends vorm Schlafengehen:
Baldrian, Melissen- und Herzgespanntee, Fenchel- oder Kümmeltee.

Schüsslersche Zellsalze:

Magnesium phos. D6 − bei überforderten Nerven und Krämpfen (Aktiv- und Passivraucher leiden prinzipiell unter einem Magnesiumdefizit!);
Kalium phos. D6 − bei geschwächten Nerven und Muskelschwäche, die bei starkem Flüssigkeitsverlust auftreten (zum Beispiel infolge zu häufigen Stuhlgangs);
Calcium phos. D6

Bach-Blüten:

Rescue Remedy,
aus der Gruppe 2 ›Unsicherheit‹: Wild Oat, Cerato, Scleranthus;
aus der Gruppe 3 ›Mangelndes Interesse‹: Chestnut Bud, Olive, Clematis, Honeysuckle;
aus der Gruppe 4 ›Einsamkeit‹: Heather, Water Violet.

Aromaöle:

Zur Kräftigung: Borneol-, Knoblauch-, Lavendel-, Majoran-, Pfefferminz-, Rosen- und Rosmarinöl.
Bei Herzklopfen: Lavendel, Melisse, Neroli und Ylang-Ylang. Jeweils 1 − 3 Tropfen in die Duftlampe oder zum Inhalieren.

Herzjagen (Tachykardie)

Farbe:

Bei zu schnellem Herzschlag:
1. Farbe Türkis im Wechsel mit Farbe Magenta mit Pyramidenfokus auf Herz strahlen.
2. Farbe Purpur auf Herz, Nieren und die ganzen Füße strahlen.

Erfahrungsheilkunde:

abends vorm Schlafen: Baldriantee.
Falls Strahlungen die Ursache sind, hilft oft ein warmes Bad mit 1 Eßlöffel Salz und ⅛ l Obstessig zum Ableiten.

Schüsslersche Zellsalze:

Magnesium phos. D 6

Bach-Blüten:

aus der Gruppe ›Angst‹: Rock Rose, Mimulus, Cherry Plum, Aspen oder Red Chestnut
(Bitte eventuell mit Bach-Blüten-Farbkarten austesten)

Aromaöle:

Ylang-Ylang, Lavendel, Rose, Kamille, Neroli zum Einatmen.

Heuschnupfen (Heufieber)

Heuschnupfen ist eine Form von Allergie, die die Nasenschleimhäute und oft auch Augen und Rachen befällt. Im Grunde ist dies eine Unverträglichkeit von bestimmten artfremden – meist tierischen – Eiweißen. Früher – als es noch keine Impfungen gab – gab es auch keinen Heuschnupfen! Lassen Sie von einem guten naturheilkundlichen Behandler überprüfen, welche Impfung eventuell die Ursache gewesen sein kann. Auf alle Fälle muß der Darm saniert werden!

Zusätzliche hohe Vitamin-C-Gaben scheinen Heuschnupfenkranken zu helfen (mindestens 3 Gramm täglich). Möglicherweise bedarf auch der Speiseplan einer Überprüfung: Milchprodukte und raffinierte Stärken fördern die Schleimabsonderung und sollten daher reduziert oder ganz gestrichen werden. Vielen Betroffenen hat dies bereits wesentlich geholfen.

Bei entzündeten, roten Augen wirken kalte Kompressen mit Rosenwasser oder Kamillentee (nicht dem ätherischen Öl) sehr beruhigend.

Keinen Käse nach 14.00 Uhr!

Farbe:

Bei akuten Beschwerden:
1. Farbe Türkis an beide Nasenflügel mit Pyramidenfokus.
2. Farbe Blau ans dritte Auge, ebenfalls mit Fokus.

Bei chronischen Beschwerden:
Farbe Lemon an beide Nasenflügel mit Pyramidenfokus.
Bei fließendem Schnupfen: Farbe Grün an beide Nasenflügel.

Erfahrungsheilkunde:

Bitte Darm sanieren! Überprüfen lassen, ob eine Impfung nicht vertragen wurde!

Schüsslersche Zellsalze:

Natrium chlor. D 6

Bach-Blüten:

Crab Apple, Centaury

Aromaöle:

Kamille und Melisse

Husten (siehe auch Bronchitis)

Farbe:

Lemon auf die Thymusdrüse, Rot auf die Leber.

Erfahrungsheilkunde:

Spitzwegerichtee, Huflattichtee und Süßholzwurzeltee.

Schüsslersche Zellsalze:

Kalium chlor. D6

Bach-Blüten:

Honeysuckle

Aromaöle:

Thymian, Benzoe (extrem beruhigend für den Rachen), Eukalyptus, Lavendel, Majoran, Sandelholz, Weihrauch zum Inhalieren.

Identitätskrise (in der Menopause)

Dieses Stichwort berührt den wahren Kern fast aller vermeidbaren Beschwerden in der Menopause. Es geht um das Wesentliche im Leben, um unser innerstes Wesen, um unsere Lebensbestimmung. Obwohl dies keine ›medizinischen Beschwerden‹ sind, gehört das Thema ›Identität‹ unmittelbar zum Problemkreis Wechseljahre.

Viele Frauen werden jetzt zum ersten Mal bewußt damit konfrontiert, daß unser irdisches Leben vom Zeitpunkt der Geburt bis zum Zeitpunkt des Todes nicht ewig währt, daß wir nicht alle Zeit der Welt zur Verfügung haben, um unserem Leben einen Sinn zu geben. Wir haben Geburt, Pubertät, erste Liebeserlebnisse, Erfahrungen mit Partnerschaft, vielleicht eigene Kinder durchlebt, durchlitten und beglückt erfahren – hatten aber fast keine Zeit innezuhalten und über unser Leben nachzudenken, über Ziele, über Selbstverwirklichung, über geistig-spirituelle Dimensionen. Nun zwingt uns die Umstellung unseres Körpers, daß wir uns mit der Endlichkeit des irdischen Lebens auseinandersetzen. Wir werden nun nicht mehr Mutter werden, unsere äußere Körperhülle hat den ersten Glanz der Jugend unwiderruflich abgelegt, und wir fürchten vielleicht, weniger begehrt zu sein, wir können uns nicht mehr ohne weiteres in Hoffnungen oder gar Illusionen über das Leben hineinträumen. All das führt zu einer mehr oder minder deutlichen Identitätskrise – und diese wiederum, wenn wir sie nicht offen und positiv annehmen und bestehen können – zu der Fülle von psychosomatischen Wechselbeschwerden, die leider so typisch für eine große Zahl von Frauen ist.

Angst vor dem Älterwerden paart sich womöglich damit, daß wir uns nicht mehr akzeptieren oder ernsthaft an uns zweifeln. In eine noch tiefere Krise können uns Zweifel am Lebenssinn und Gefühle von Verlassensein und Einsamkeit oder Angst stürzen.

Wir können nur über die Entdeckung unseres Selbstwertes zu einer echten, verläßlichen und geistig fundierten Identität gelangen. Geistig deshalb, weil Selbstwert meist etwas Unsichtbares, etwas Seelisches ist. Wir müssen begreifen, daß in uns selbst immer die größte Quelle existiert. Diese Quelle wird auch in der Menopause nicht verschüttet, unser Selbstwert wird auch in den Wechseljahren nicht geschmälert – im Gegenteil, wir können ihn jetzt vielleicht zum ersten Mal wirklich erfahren! Die größten Hilfen, zum eigenen Selbstwert, zur schöpferischen Kraft in sich, zu einem Lebenssinn zu finden, der über die Vergänglichkeit der Körperform hinausträgt – also zu sich selbst zu kommen, sind nach meiner Erfahrung Meditation, Affirmationen und die Beschäftigung mit geistig-spirituellen Dimensionen.

Letztlich besteht die Herausforderung jeder Identitätskrise darin herauszufinden, wie wir bewußt eine ganzheitliche Harmonie von Körper, Geist und

Seele aus einer geistigen Mitte heraus leben können. Im Zentrum einer solchen Harmonie befindet sich unser Bewußtsein, dieser ›Funken Gottes‹, der eine Zeitlang Erlebnisse und Lernaufgaben auf der Erde erfährt, um sich um so inniger mit seinem göttlichen Ursprung zu verbinden. Urvertrauen, Humor, Liebesfähigkeit, schöpferische Kraft (die uns nie genommen werden kann) – sie alle erwachsen aus dieser geistigen Mitte, in der sich Ich und Persönlichkeit, Seele und Geist, Geschöpf und Schöpfer begegnen. Der Grad der Bewußtheit unserer überpersönlichen Identität – unsere Seele, unser Selbst – bestimmt den Grad von Erkenntnis und Gewißheit sowie Verwirklichung unseres Selbstwertes!

Farbe:

– Gelb ans Ende des Brustbeins,
– Grün auf das Herzchakra und
– Rosa direkt auf das physische Herz.

Schüsslersche Zellsalze:

Calcium phos. D 6, Silicea D 12

Bach-Blüten:

Aus der Gruppe 4 ›Einsamkeit‹: Heather;
aus der Gruppe 1 ›Angst‹: Mimulus, Red Chestnut.

Aromaöle:

Rosenöl und Bergamotte für die Duftlampe.

Impotenz (Unfruchtbarkeit)

<u>Farbe:</u>

Bei Mangel an sexuellem Verlangen:
1. Farbe Grün auf das Herzchakra strahlen.
2. Farbe Orange auf das untere Ende des Brustbeins.
3. Farbe Magenta und Farbe Scharlachrot im Wechsel auf die Mitte der Schamhaargrenze strahlen.
4. Farbe Magenta an die Nierenpole.

<u>Erfahrungsheilkunde:</u>

eine kurze Ginseng-Kur; dringend Vorderzähne untersuchen lassen!

<u>Aromaöle:</u>

Sandelholz, Jasmin, Neroli, Muskatellersalbei, Ylang-Ylang, Zimt, Koriander, Ginseng, 1 – 3 Tropfen ins Bad oder für die Duftlampe oder ins Massageöl.

Kehlkopfentzündung (Laryngitis), Heiserkeit

Hohe Luftfeuchtigkeit ist Voraussetzung für die Genesung.

<u>Farbe:</u>

Bei *akuten* Beschwerden:
1. Farbe Türkis mit Pyramidenfokus auf Kehlkopf.

Zusätzlich *bei Schmerzen:*
2. Farbe Violett mit Pyramidenfokus auf Kehlkopf.

Bei *chronischen* Beschwerden:
1. Farbe Lemon mit Pyramidenfokus auf Kehlkopf.
2. Farbe Blau mit Pyramidenfokus auf Kehlkopf.

Bei Kehlkopfentzündung mit Schwellung (ödematös):
1. Farbe Magenta auf die Schwellung (nur kurz).
2. Farbe Scharlachrot auf die Nieren.
3. Farbe Türkis auf den Hals.

<u>Schüsslersche Zellsalze:</u>

Ferrum phos. D 12 nach Überanstrengung durch Sprechen oder Singen.

<u>Aromaöle:</u>

Benzoe, Lavendel, Sandelholz, Thymian, Zwiebel zum Inhalieren.

Keuchhusten

In jedem Fall muß ein Arzt zu Rate gezogen werden.

Farbe:

Lemon auf die Thymusdrüse.

Schüsslersche Zellsalze:

Natrium chlor. D6 und Magnesium phos. D6 in häufigen Gaben.

Bach-Blüten:

Honeysuckle

Aromaöle:

Ätherische Öle für einen abgeschwächten Krankheitsverlauf.
Dampfbehandlung mit Ti-Baum und Niaouli, ferner Rosmarin, Lavendel, Zypresse und Thymian.
Bei älteren Kindern 3–4 mal täglich Brust und Rücken einreiben mit einer Mischung aus 5 Tropfen Niaouli, 10 Tropfen Zypresse und 10 Tropfen Lavendel in 50 ml Mandel-, Sonnenblumen- oder einem anderen Trägeröl.

Konzentrationsschwäche

Symptombild:

Vergeßlichkeit, Überforderung durch Alltagsaufgaben, man verliert leicht den Faden oder kann Gedankengängen nicht (mehr) richtig folgen; man bleibt nicht (mehr) bei der Sache.

Ursachen und Bedeutung:

Zuviel Süßigkeiten und dadurch hochgradiger Vitamin-B-Mangel (Zucker ist ein Vitamin-B-Räuber!); die Pille oder andere künstliche Hormongaben; elektromagnetische Störfelder; Lärm(!); Liebeskummer (siehe dort) oder andere Sorgen; Nebenwirkungen von jahrelanger Medikamenteneinnahme bzw. Alkohol- oder Drogenmißbrauch; Ablagerungen von tierischem Eiweiß in den Blutgefäßen; verschleppte Gehirnerschütterung; nicht ausgeheilte Krankheiten. Allergien gegen Gerüche (auch gegen Parfümdüfte oder Blüten, zum Beispiel Jasmin).
Psychologisch steht hinter länger anhaltender Konzentrationsschwäche – wenn nicht konkrete organische Gründe vorliegen – ein Unvermögen bzw. eine Ablehnung, sich auf die Ebene mentaler Logik und Konzepte einzulassen und die ›männliche‹, das heißt auf die linke Gehirnhälfte bezogene Auseinandersetzung mit dem Leben zu vermeiden.

Behandlung:

Vitamin-B-Komplex aus der Nahrung (Vollwertkost!): alle Sprossen von unbehandeltem Getreide (vor allem Weizenkeime) und Luzerne (Alfalfa); unbestrahlte Nüsse, Äpfel, Aprikosen, Feigen; Pflaumen, Kartoffeln und Avocado; Spirulina-Algen-Tabletten!
Entgiftung, zum Beispiel durch Reinigungs- und Fastenkur.
Mehr Ruhe und frische Luft, eventuell Atemtherapie.
Umstellung des Bett- und Arbeitsplatzes, falls Störzonen die Ursache sind.
Meditation!

Farbe:

1. Farbe Lemon auf die Schädeldecke strahlen.
2. Farbe Gelb vorn auf die Mitte der beiden großen Zehen.
3. Mit (Indigo-)Blau die Stirn bestrahlen, etwa am dritten Auge zwischen den Augenbrauen.

Erfahrungsheilkunde als homöopathische Mittel:

Barium carbonicum, Gelsemium, Causticum, Lachesis, Lycopodium, Nux vomica (bei Medikamentennebenwirkungen), Phosphor und Sepia.

Schüsslersche Zellsalze:

Natrium mur. D6

Bach-Blüten:

Aus der Gruppe 3 ›Mangelndes Interesse‹: Mustard, Clematis;
aus der Gruppe 7 ›Übertriebene Sorge‹: Rock Water, Beech.

Aromaöle:

Zitrone, Pfefferminze zum Inhalieren oder in die Duftlampe, Zirbelkiefer,
Kardamom.

Kopfschmerzen

Symptombild:

Kopfschmerzen treten in so vielen Formen auf, daß sie hier nicht alle genannt werden können. Die wichtigsten Formen sind:
- durch mangelnde Flüssigkeitszufuhr, 2 l klare ungebundene Flüssigkeit ist ein Mindestmaß,
- beim Eisprung, kurz vor der Periode oder während der Periode,
- in den Wechseljahren unverhofft – als Stirnkopfschmerz, als Hinterkopfschmerz – dumpf, pulsierend, hämmernd, wie ein Nagel.

Ursachen und Bedeutung:

Im Zusammenhang mit ›Frauenbeschwerden‹ treten Kopfschmerzen oft bei Blutandrang zum Kopf hin auf; durch zu hohen Flüssigkeitsverlust des Körpers (Blutungen, Durchfall, extremes Schwitzen); weil plötzlich die Periode ausbleibt; aufgrund zu geringer Flüssigkeitsaufnahme (es zählt hauptsächlich klares Wasser!); durch zuviel Sonne (manche Frauen sind in der Menopause empfindlicher gegen Sonne als vorher und nachher); aufgrund hormoneller Umstellungen (sowohl natürlichen wie solchen durch künstliche Hormone); durch Medikamente (zum Beispiel ›Appetithemmer‹); aufgrund elektromagnetischer Strahlungen oder radioaktiver Belastungen (durch radioaktiv bestrahlte Nahrungsmittel, wie Kartoffeln, verstrahlte Beeren, Pilze oder Nüsse).
Psychologisch gesehen sind Kopfschmerzen ein Warnsignal dafür, daß man sich selbst zuviel zumutet, daß man sich unnötige Verantwortung aufbürdet, die einen ›umtreibt‹, bzw. daß man dazu neigt, sich selbst negativ zu bewerten.

Behandlung:

Allgemein bewähren sich Wechselfußbäder heiß-kalt; viel Wasser trinken; Vitamin E (Nachtkerzenöl); für natürliche gute Verdauung Sorgen (u. a. mit Leberreinigungstees); eventuell mehr ausruhen und schlafen; den Schlaf- und den Arbeitsplatz auf Strahlungsbelastung hin untersuchen und möglicherweise verrücken bzw. abschirmen (lassen) (oft helfen echte Korkplatten oder Bienenwaben); Bad mit Meersalz und Apfelessig nehmen.
Jede Tasse Kaffee braucht 1 Glas Wasser, damit die Niere Kaffee verarbeiten kann!

Farbe:

Bei allgemeinen Kopfschmerzen:
Farbe Türkis auf den Bereich des Kopfes strahlen, an dem die Schmerzen empfunden werden.

Bei nervösem Kopfschmerz:
1. Farbe Violett auf das Scheitelchakra mit Pyramidenfokus.
2. Farbe Purpur auf die Brust als Zonenbestrahlung.
Bei Schläfenkopfschmerz:
Farbe Grün in die Mitte der Augenbrauen (Akupunktur).
Bei Migräne und Gefäßverkrampfung:
1. Farbe Scharlachrot auf das Scheitelchakra strahlen.
2. Farbe purpur auf die Brust strahlen.
Falls ein falscher Aufbiß Ursache für Migräne ist, bitte einen Orthodentisten aufsuchen! Grün auf die Mitte der beiden Augenbrauen kann lindernd wirken. Orange an die Schamhaargrenze kann ebenfalls helfen. Wenn die Niere normal funktioniert und wirklich ausreichend klare Flüssigkeit getrunken wird, hilft Blau am dritten Auge (wenn die Niere nicht richtig arbeitet, verschlimmert Blau dort!). Grün auf das Herzchakra und Rosa direkt auf das Herz strahlen, um emotionale Blockaden zu lösen.

Erfahrungsheilkunde als homöopathische Mittel:

Ignatia − bei Nagelkopfschmerz;
Sanguinaria − bei Blutandrang;
Crosus − bei hämmerndem, pulsierendem Schmerz;
China − bei hohem Flüssigkeitsverlust;
Belladonna − bei zuviel Sonne;
Bei dumpfem Kopfschmerz gibt es kein Hauptmittel, hier muß auf jeden Fall ein Behandler zu Rate gezogen werden.

Schüsslersche Zellsalze:

− wenn einseitig: Magnesium phos. D6, Natrium chlor. D6;
− bei heißer Stirn: Ferrum phos. D12;
− verbunden mit großer Schwäche: Kalium phos. D6;
− von den Ohren Richtung Zähne strahlend: Natrium chlor. D6;
− mit scharfem Tränenfluß: Natrium chlor. D6; Calcium fluor. D12;
− vom Nacken zum Hinterhaupt strahlend: Natrium chlor. D6.

Bach-Blüten:

Aus der Gruppe ›Übertriebene Sorge‹: Pine, Beech;
aus der Gruppe ›Einsamkeit‹: Heather;
aus der Gruppe ›Überempfindlichkeit‹: Walnut.

Aromaöle:

Rosmarin für einen klaren Kopf, reines Lavendelöl direkt in die Schläfen einmassieren, 1:1-Mischung von Lavendel und Pfefferminze, oder Lemongras, Melisse, Rosmarin oder Zitrone.

Körpergeruch

Unangenehme, oft auch als peinlich empfundene Ausdünstungen des Organismus, mit oder ohne gleichzeitiges Schwitzen.

Ursachen und Bedeutung:

Körpergeruch gehört zu unerwünschten Nebenwirkungen, die nicht direkt mit der Menopause oder dem Menstruationszyklus zu tun haben, sondern mit Stoffwechselvorgängen im Körper. Die Ausscheidung von Gift-, Abfall- und Schlackenstoffen über die normalen Kanäle − vor allem über den Darm, aber auch über Niere und Harn − arbeiten nicht richtig, so daß die Haut als Ersatzausscheidungsorgan einspringen muß. Irgend etwas ›stinkt‹ einem buchstäblich, oft steht man sich selbst im Wege, ohne es recht zu bemerken. Bei manchen Menschen wirkt der körpereigene Geruch auch wie ein Schutzschild gegen zu nahe Kontakte mit anderen.

Behandlung:

Reinigungs- und Fastenkuren;
Nieren- und Lebertees;
Wechselduschen heiß-kalt;
Ernährungsumstellung.

Farbe:

Mit Violett den Scheitelpunkt des Kopfes bestrahlen, um die Reinigung anzuregen. Gelb an das Ende des Brustbeins, wenn uns Angst umtreibt.

Erfahrungsheilkunde:

Sulfur als homöopathisches Mittel

Bach-Blüten:

Aus der Gruppe 6 ›Mutlosigkeit‹: Crab Apple;
aus der Gruppe 1 ›Angst‹: Aspen;
aus der Gruppe 2 ›Unsicherheit‹: Hornbeam, Wild Oat.

Aromaöle:

Lavendel, Zypresse, falls zuviel Schweiß;
Kampfer, Pfefferminz, Rosmarin gilt als schweißtreibend;
jeweils 1 Tropfen in 1 Glas heißes Wasser.

Krampfadern (Varikose)

Überprüfen, ob geopathische oder elektromagnetische Belastung.

Farbe:

Lemon im Wechsel mit Magenta und Indigo direkt bestrahlen.

Erfahrungsheilkunde:

Vitamin-E- und C-Gaben.

Schüsslersche Zellsalze:

Calcium fluor. D 12, Magnesium phos. D 6, Natrium phos. D 6, Silicea D 12

Bach-Blüten:

Crab Apple, Red Chestnut

Aromaöle:

Knoblauchöl in Form von Kapseln.
Lavendel, Wacholder oder Rosmarin, Zypressenöl zum Inhalieren, ins Bad oder für die Duftlampe oder ins Massageöl.

Krämpfe, Unterleibskrämpfe bei Frauen

Symptombild:

Unterleibskrämpfe sind ein Aspekt des sogenannten PMS-Bildes und können kurz vor bzw. während der Menstruation auftreten. Auch in der Menopause leiden manche Frauen unter Unterleibskrämpfen.
Diese Krämpfe können dumpf, schneidend, stechend, zusammenziehend oder wehenartig sein.

Ursachen und Bedeutung:

Körperliche Ursachen können sein:
Unterleibserkältung (an Gebärmutter oder Eierstöcken);
Darmkrämpfe aufgrund von Verstopfung, Durchfall oder Darmerkrankungen;
der Eisprung in der Mitte des Zyklus;
Ausbleiben der Periode.
Zu den psychischen Ursachen gehören Anspannung der Nerven durch Angst; Festhalten (›Klammern‹ an Gewohnheiten). Eventuell sind Krämpfe auch die Folgen eines möglicherweise längst verdrängten Mißbrauchs und hängen dann mit Wut über die Ohnmacht und Entwertung zusammen.
Esoterisch weisen Krämpfe auf einen Widerwillen hin, sich mit Neuem auseinanderzusetzen.
Dieser Widerwille kann bereits bei der ersten Menstruation auftreten, wenn es darum geht, die Weiblichkeit und die dazugehörenden Funktionen des Organismus zu akzeptieren.

Farbe:

Bestrahlen Sie mit Orange die Mitte der Schamhaargrenze bzw. großflächig auf den Unterleib, und Blau auf das sogenannte dritte Auge; Grün auf das Herzchakra, wenn Sorgen vorrangig sind.

Erfahrungsheilkunde:

Erneut kann ich Nachtkerzenöl und Vitamin B empfehlen.
Homöopathisch: Ignatia, Cimicifuga, Nux vomica und als Schockmittel Aconit und Opium (verschreibungspflichtig!)

Schüsslersche Zellsalze:

Magnesium phos. D 6

Bach-Blüten:

Aus der Gruppe 5 ›Überempfindlichkeit‹: Holly, Centaury;
aus der Gruppe 7 ›Übertriebene Sorge‹: Vine.

Aromaöle:

Lavendel, Majoran, Rosmarin und schwarzer Pfeffer als Massage führen zu
einer gesteigerten Durchblutung, so daß der Krampf sich löst.

Krätze (Skabies)

<u>Erfahrungsheilkunde:</u>

Einnahme von Knoblauchdragees (mehrmals täglich) – so lange, bis alle Milben verschwunden sind.

<u>Bach-Blüten:</u>

Crab Apple

<u>Aromaöle:</u>

Lavendel, Rosmarin, Knoblauch, Nelke, Thymian, Zimt, je als Zusatz zum Massageöl.

Kreislaufbeschwerden und Kreislaufkollaps

Farbe:

Farbe Magenta auf das Herz strahlen und auf den ›Wiederbelebungspunkt‹ direkt unter dem Nasenansatz in der Mitte oberhalb der Oberlippe.

Erfahrungsheilkunde:

Vitamin C und E

Schüsslersche Zellsalze:

Calcium phos. D 6, Kalium phos. D 6, Magnesium phos. D 6, Natrium chlor. D 6

Aromaöle:

Hautrötende Öle wie Majoran, schwarzer Pfeffer, Rosmarin und Wacholder stimulieren die Blutzirkulation.
Kamille und Zypresse bewirken eine Verengung der Kapillaren. Dies kann bei hohem Fieber, Rötungen und Schwellungen nützlich sein.
Kreislaufanregend: Kampfer, Pinie, Rosmarin, Zimt.
Kreislaufberuhigend: Lavendel, Majoran, Melisse.
Kreislaufstärkend: Ginseng, Thymian, Zypresse.

Läuse

Farbe:

Grün

Erfahrungsheilkunde:

homöopathische Begleitung eventuell mit Tuberkulinum

Schüsslersche Zellsalze:

Natrium phos. D6

Bach-Blüten:

Crab Apple, Elm, Gorse, Red Chestnut

Aromaöle:

Bergamotte, Eukalyptus, Geranie, Kampfer und Lavendel.
Stellen Sie mit einem Trägeröl, zum Beispiel Sonnenblumen- und Safloröl,
eine 5 – 10%ige Lösung her und massieren Sie diese gründlich in Haar und
Kopfhaut ein. Umwickeln Sie den Kopf mit einer Plastik- oder Alufolie und
einem Handtuch und lassen Sie die Mischung mehrere Stunden einwirken
(am besten über Nacht), bevor Sie sie mit einem milden Shampoo wieder aus-
waschen. Kämmen Sie Ihr Haar mit einem feinen, in Drogerien erhältlichen
Spezialkamm, um Läuse und deren Eier zu entfernen, die sich durch die
Haarwäsche gelöst haben. Die Eier oder ›Nissen‹ werden von der weiblichen
Laus mit einer Art Zement an einzelne Haare geklebt und sind nur schwer zu
entfernen; die Prozedur muß daher unter Umständen drei- bis viermal im
48-Stunden-Rhythmus wiederholt werden. Wenn man nach der Haarwäsche
etwas ätherisches Öl ins Spülwasser gibt, kann man eine erneute Ansteckung
vielleicht verhindern.

Leber-Galle-Beschwerden

Farbe:

Bei akuter Leberschwäche:
Farbe Rot mit Pyramidenfokus auf die Leber strahlen.
Bei chronischer Leberschwäche:
1. Farbe Lemon als Farbakupunktur auf die Leber selbst oder auf die Akupunkteuren bekannten Leberpunkte.
2. Farbe Rot auf die Leber.
Zusätzlich, falls Bauchwassersucht (Aszites) hinzukommt:
3. Farbe Indigo auf die Leber.

Bei Leber- und Gallebeschwerden bzw. -entzündungen:
Abwechselnd die Farben Grün und Blau auf Leber und Galle (bzw. deren
Akupunkturpunkte).
Zur allgemeinen Unterstützung der Leberfunktion:
Farbe Gelb auf die Leberpunkte in die Mitte der unteren Rippenbögen.

Erfahrungsheilkunde:

Mariendistel, Artischockensaft
Hanna Kröger aus Colorado empfiehlt folgende 2-Tages-Kur:
2 Tage nur gekochte Tomaten und Tomatensaft,
am 2. Tag abends eine Mischung aus:
1 Eßlöffel Olivenöl
½ Eßlöffel Rhizinusöl und
1 Eßlöffel Schlagsahne
Eventuell kauen Sie hinterher 1 Stückchen Zitrone oder Orange wegen des
Geschmacks.
Am nächsten Tag gegen 3 oder 4 Uhr werden Sie eine reinigende Verdauung
haben.

Schüsslersche Zellsalze:

Kalium sulf. D 6

Bach-Blüten:

Crab Apple

Aromaöle:

Karotte, Rosmarin, Salbei, Thymian, Zitrone.

Libidoschwankungen (siehe auch Impotenz)

Symptombild:

Es wäre unmöglich, ein ›Normalmaß‹ für die Intensität der weiblichen Libido formulieren zu wollen. Es gibt hier keine generellen Regeln, nur individuelle Empfindungen, Wünsche, Sehnsüchte oder auch Gewohnheiten. Wir erleben ein natürliches Auf und Ab innerhalb einer bestimmten ›Bandbreite‹; unter besonderen Umständen aber auch ungewöhnlich starke Erregungszustände, seltener ein echtes − und nicht auf Verdrängung zurückgehendes Nachlassen der Libido.

Bei erstaunlich vielen Frauen verstärkt sich das sexuelle Verlangen während und nach dem Klimakterium, vor allem dann, wenn Sie in Ehe oder Partnerschaft leben. Bei anderen, besonders jenen, die ihren Partner verloren haben, entsteht womöglich eine Abneigung gegen Libidoempfindungen. Der Begriff ›Schwankungen‹ bezieht sich auf Rhythmen Ihrer eigenen Libido.

Ursachen und Bedeutung:

Unsere Libido hängt eng mit unserem Hormonhaushalt zusammen. Die Hypophyse ist das wichtigste Steuerungsorgan für unsere gesamte Drüsentätigkeit und damit zusammenhängende psychosomatische Ursachen und Wirkungen. Die Hypophyse steht physiologisch in direkter Verbindung mit den Keimdrüsen; gleichfalls existiert eine gegenseitige Beeinflussung über emotionale Einflüsse; schließlich geht man in der Esoterik davon aus, daß das Augenbrauenchakra = Hypophysenentsprechung das Pendant zum Sakralchakra = Sexualentsprechung darstellt.

Offensichtliche Ursachen für Libidoschwankungen sind Verlust des Partners aufgrund von Trennung, Scheidung oder Tod; Partnerwechsel; veränderter (oft verminderter) sexueller Austausch in ›eingefahrenen‹ Partnerschaften; Familientrott mit festen Verpflichtungen für die Frau als Mutter und Hausfrau oder als alleinstehende Ernährerin der Familie, so daß ›Höhepunkte‹ ohnehin selten werden bzw. die Kraft dafür fehlt; Veränderungen in der Einstellung zum Partner − man liebt sich weniger, ist nicht (mehr) verliebt, entwickelt Abneigungen oder Distanz; Schmerzen beim Liebesakt bzw. Abneigung gegen bestimmte Vorlieben oder Praktiken des Partners.

Alkohol, Tabak, Drogen und Medikamente können ebenfalls zu merklichen Schwankungen der Libido führen. Eine eher würzig-scharfe Ernährung regt die Libido an; zuviel Salz mindert sie, weil Salz die Schleimhäute austrocknet. Verminderte Libido deutet hin auf Enttäuschungen und Ärger, vor allem in bezug auf Partnerschaft, Kummer und Sorgen, auf ein Selbstbild als Opfer des Schicksals und allgemein auf einen Mangel an Lebensfreude. Manchmal spielen auch Schuldkomplexe hinsichtlich natürlicher Freude an Sexualität und Erotik eine Rolle.

Eine verstärkte Libido ist ein klares Zeichen für unerfüllte Liebessehnsucht, wenn nicht eine eher krankhafte Nymphomanie mit im Spiel ist. Der intensive Wunsch nach All-Einheit der Seelen kann die Libidokräfte intensivieren und auch das Begehren nach höchster Ekstase.

Behandlung:

Normale Libidoschwankungen sind an sich nicht behandlungsbedürftig. Sie selbst entscheiden, ob Sie eine Verstärkung oder eine Minderung ihrer Libido als störend empfinden und etwas für den Ausgleich tun möchten. Wechselduschen sind ein beliebtes altes wirksames Hausmittel, ebenso entspannende Bäder. Aus der Aromatherapie kennen wir sowohl anregende wie entspannende Düfte.

Frauen, die die Libido ihrer Männer stärken wollen, empfehle ich als natürliche Stimulantien alle roten Nahrungsmittel (rote Bete, rote Kirschen, rote Äpfel, rote Säfte), Wechselduschen, Vitamin E, Ginseng, Vitamin-B-Komplex – also eine gute, vollwertige Ernährung und genügend klares Wasser. Die orientalische Liebesküche kennt eine Reihe von Gewürzen als milde Aphrodisiaka, also Anregungsmittel für die Libido: Zimt, Nelken, Anis, Muskatnuß, Mohn, unter Umständen auch Kardamom und Vanille. Außerdem kommen in Betracht Damiana, Taiga und Yohinbinum in spagyrischer Zubereitung (ein bestimmtes Auszugsverfahren für pflanzliche Stoffe).

Farbe:

Bei zu starkem sexuellem Verlangen:
1. Farbe Türkis an das untere Ende des Brustbeins.
2. Farbe Purpur und Farbe Magenta im Wechsel auf die Mitte der Schamhaargrenze.
3. Farbe Purpur an die Nierenpole.

Bei mangelnder Libido bestrahlen Sie mit Orange den Punkt in der Mitte der oberen Schamhaargrenze, Rot oder Magenta (nur kurz) an das Steißbein, Grün auf das Herzchakra und Rosa auf das Herz zur Harmonisierung. Bei zu intensiver Libido zur Beruhigung Blau auf die Mitte der Schamhaargrenze und Grün auf das Steißbein, und auch zur Harmonisierung Grün auf das Herzchakra und Rosa auf das Herz.

Erfahrungsheilkunde:

Für Frauen:
– bei sehr stark erregter Libido, sinnlichen Gedanken und Träumen: Origanum;

- bei sexueller Übererregung vor der Periode, dazu Herzklopfen, gierigem Appetit und kaltem Schweiß (weil der Körper eigentlich geschwächt ist): Veratrum album;
- bei gesteigerter Libido und Neigung zur Verliebtheit, melancholischer Gemütsveranlagung, Herzklopfen, Hitzewallungen, heißem Schweiß, und wenn man enge Gürtel oder andere Einengungen um die Taille nicht verträgt: Lachesis;
- bei verstärkter Libido, Neigung zu Depressionen, Hitzewallungen und Schweiß mit Zittern: Acidum sulf.;
- bei besonderer sexueller Erregung, verbunden mit Zwischenblutungen und Neigung zu Fehlgeburten im dritten Monat: Sabina;
- bei Nymphomanie bzw. abnormen Erregungszuständen, verbunden mit Hochmut und dabei melancholischer Gemütsverfassung, gleichzeitig vibrierender Erregung: Platin;
- bei sexueller Übererregung bei der geringsten Berührung, verbunden mit innerer Traurigkeit: Murex;
- bei zu schwacher Libido (Mangel an Verlangen), dabei Gefühl von Gleichgültigkeit gegenüber Familie oder Freunden, großer innerer Traurigkeit, oft auch Schmerzen beim Liebesakt: Sepia;
- bei Libidoschwäche bzw. Abneigung gegen sexuellen Austausch als Folgen von Kummer, Ärger, mitunter auch wegen zuviel Salz, Neigung zu Trockenheit der Vagina, manchmal wehenartigen Gebärmutterschmerzen, und wenn man mit Kummer und Tränen allein gelassen werden möchte: Natrium muriaticum;
- bei Libidoschwäche aufgrund langer Enthaltsamkeit: Conium.

Für Männer:
China und Conium bei Erschöpfung;
Nux vomica zur Entgiftung bei Drogen-, Alkohol-, Medikamenten- und Tabakmißbrauch;
Medorrhinum bei Verdacht auf erbliche Belastungen durch Geschlechtskrankheiten;
Sulfur zur Reinigung;
Sepia bei Abneigung oder Gleichgültigkeit gegenüber der unmittelbaren Umgebung;
Lycopodium bei chronischer Libidoschwäche;
Barium carbonicum bei Altersschwäche;
Agnus castus, wenn der Penis klein und kalt ist (auch Sulfur und Lycopodium).

Schüsslersche Zellsalze:

Natrium mur. D6 siehe oben

Bach-Blüten:

Aus der Gruppe 5 ›Überempfindlichkeit‹: Centaury;
aus der Gruppe 4 ›Einsamkeit‹: Heather;
aus der Gruppe 6 ›Mutlosigkeit‹: Willow.

Aromaöle:

Zur Anregung: Bohnenkraut, Fichte, Kardamom, Koriander, Majoran, Rose, Sandelholz, Ylang, Zimt.
Zum Beruhigen: Oregano, Basilikum, Lavendel.

Lungenbeschwerden

Farbe:

Zur Kräftigung:
Farbe Gelb und Farbe Orange im Wechsel auf die Lunge strahlen.
Bei fieberhaften Zuständen:
1. Farbe Grün und Farbe Blau im Wechsel auf die Brust strahlen.
2. Farbe Blau auf den Rücken strahlen, gegenüberliegend.

Bei chronischer Lungenschwäche:
1. Farbe Magenta auf Brust und Nieren strahlen.
2. Farbe Lemon mit Pyramidenfokus auf Thymusdrüse strahlen.
3. Farbe Gelb und Farbe Orange im Wechsel auf den Rücken strahlen, gegenüberliegend zu den Lungenflügeln.

Zum Abschluß einer Genesungsphase:
Farbe Türkis auf den Rücken strahlen.

Erfahrungsheilkunde:

Schlüsselblumentee

Schüsslersche Zellsalze:

Ferrum phos. D 12, Calcium phos. D 6

Bach-Blüten:

siehe Gruppe ›Angst‹

Aromaöle:

Zur Kräftigung: Eukalyptus, Lavendel, Ti-Baum, Kiefer, Kajeput, Niaouli sanft in Brust und Rücken einreiben.

Lymphstauungen

Farbe:

Bei Lymphstau: Gelb an die betreffende Stauung.

Erfahrungsheilkunde:

1 Woche täglich 4 – 5 Tassen frischen Gurkensaft.

Schüsslersche Zellsalze:

Natrium phos. D6, Magnesium phos. D6, Calcium phos. D6, Kalium chlor. D6

Bach-Blüten:

Crab Apple, Holly

Aromaöle:

Spezielle Massagen können Schwellungen wirkungsvoll abbauen und eine effiziente Lymphdrainage fördern, vor allem in Verbindung mit Fenchel-, Geranien-, Wacholder- oder Rosmarinöl.

Magenkrämpfe (Gastritis)
andere Namen: Magenverstimmung, Magenkatarrh

Farbe:

Bei akuten Beschwerden:
1. Farbe Orange auf den Magen.
2. Farbe Türkis danach ebenfalls auf den Magen.
3. Farbe Indigo zur Beruhigung auf drittes Auge und Bauch (besonders für Raucher).

Bei chronischer Gastritis:
1. Farbe Lemon auf den Magen.
2. Farbe Orange danach.

Erfahrungsheilkunde:

Gänsefingerkrauttee, Enzianwurzel-, Angelikawurzel- und Tausendgülden-krauttee zu gleichen Teilen.

Schüsslersche Zellsalze:

durch Unruhe: Magnesium phos. D 6;
zuviel Säure: Natrium phos. D 6;
druckempfindlich: Ferrum phos. D 12

Bach-Blüten:

Holly

Aromaöle:

bei Krämpfen: Kümmel, Melisse, Zimt zum Massageöl;
bei Übersäuerung: Pfefferminz, Zitrone ins Massageöl.

Milzstau

<u>Farbe:</u>

Farbe Violett auf die Milz, am besten mit Pyramidenfokus.

<u>Erfahrungsheilkunde:</u>

Saft (siehe Seite 30 f.)

<u>Schüsslersche Zellsalze:</u>

Natrium phos. D6, Kalium phos. D6, Magnesium phos. D6

<u>Bach-Blüten:</u>

Red Chestnut, Holly, Honeysuckle

<u>Aromaöle:</u>

Rose in Duftlampe

Müdigkeit (siehe auch Erschöpfungszustände)

Farbe:

Gelb

Erfahrungsheilkunde:

Leber untersuchen lassen! Viel Sauerstoff und Bewegung!

Schüsslersche Zellsalze:

Ferrum phos. D 12

Bach-Blüten:

Clematis

Aromaöle:

Eine Massage mit Basilikum, Geranie, Muskat, Rosmarin, Thymian, Majoran oder Kiefer, bzw. eine Kombination. Sehr belebend wirken aromatische Bäder mit 6 Tropfen Geranie oder Rosmarin, oder 3 Tropfen Thymian oder Majoran (Menge jeweils für 1 Vollbad). Gewürzöle nur vorsichtig einsetzen, da Hautreizungen auftreten können.

Mundschleimhautentzündungen (Aphthen)

Farbe:

1. Farbe Grün von außen und innen bestrahlen.
2. Farbe Türkis ebenfalls von außen und innen bestrahlen.

Erfahrungsheilkunde:

Hohe Dosen Vitamin C, Darm sanieren!

Schüsslersche Zellsalze:

Natrium chlor. D6, Kalium chlor. D6, Natrium phos. D6

Bach-Blüten:

Crab Apple

Aromaöle:

Myrrhe als Tinktur (aus der Apotheke).

Myome (Fibroide, Zysten, Polypen und gutartige Wucherungen)

Symptombild:

Gutartige Wucherungen an der Gebärmutter, die sich durch starke Blutungen bemerkbar machen, durch Verschiebung des Menstruationszyklus, Schmerzen bei jeder Bewegung, Druck auf die Blase und häufiges Bedürfnis, Wasser zu lassen, eventuell auch durch Druck auf den Darm und dadurch bedingte Verstopfung. Myome variieren zwischen der Größe eines Kirschkerns bis hin zu Kindskopfgröße.

Ursachen und Bedeutung:

Myome entstehen aufgrund eines Bündels von Faktoren, die zusammenkommen. Dazu gehören vor allem: übermäßiger Streß; das Gefühl, nicht geliebt zu werden; ›Lebensfrust‹; große Sorgen; stiller Kummer; Enttäuschungen; Partnerschaftsprobleme! Auslöser für das Wuchern von Myomen sind dann fast immer geopathische Störzonen oder Belastungen durch elektromagnetische Strahlungen. Nach der Menopause gehen Myome übrigens im Regelfall zurück.
Psychologisch gesehen werden Kummer, Sorgen und Enttäuschungen gern überspielt, man bietet nach außen das Bild einer fröhlichen Frau. Die Probleme wuchern statt dessen nach innen.

Behandlung:

Holen Sie eine zweite und dritte Meinung ein, bevor Sie sich zu einer Operation entschließen. In der Naturheilkunde gibt es eine ganze Fülle von wirksamen Hilfen, die der Behandler kennen und vorschlagen wird.
Lassen Sie auf jeden Fall Ihren Schlaf- und Arbeitsplatz auf Störfelder überprüfen und notfalls verlegen. Das allein reicht aber nicht aus und ersetzt die fachkundige Behandlung nicht.

Farbe:

Strahlen Sie mit Blau auf den Bereich der Gebärmutter bzw. auf schmerzhafte Stellen und Zonen, um zu lindern.

Erfahrungsheilkunde:

Hauptmittel bei Myomen: Calcium carbonicum, Calcium fluor., Phosphor, Aurum-Muriaticum-Natronatum;
Hauptmittel bei Polypen: Belladonna, Calcium carbonicum, Phosphor, Thuja, Teucrium;
Hauptmittel bei Zysten und Fibroiden: Apis.

Schüsslersche Zellsalze:

Calcium phos. D6, Calcium fluor. D12

Bach-Blüten:

Aus der Gruppe 5 ›Überempfindlichkeit‹: Walnut;
aus der Gruppe 4 ›Einsamkeit‹: Heather.

Nasenbluten

Auf Vitamin-C-Mangel und zu niedrige Luftfeuchtigkeit überprüfen.

Farbe:

Bei akutem Bluten:
Farbe Indigo auf Nasenflügel und Nackenpunkt strahlen mit Pyramiden-fokus.
Bei chronischem Nasenbluten:
1. Farbe Lemon auf Nasenwurzel strahlen mit Pyramidenfokus.
2. Farbe Magenta danach ebenfalls dorthin strahlen.

Schüsslersche Zellsalze:

Ferrum phos. D 12, Calcium phos. D 6

Aromaöle:

Flache Körperlage und eine eiskalte Kompresse — am besten mit etwas Lavendelöl — unter den Nacken.

Nase, verstopft (auch bei dadurch bedingter Geruchsminderung)

Farbe:

1. Lemon seitlich auf die Nasenflügel strahlen.
2. Scharlachrot danach ebenfalls dorthin.
3. Grün zum Abschluß wiederum dorthin strahlen.

Erfahrungsheilkunde:

siehe Schleimhäute Seite 29, Darm sanieren!

Schüsslersche Zellsalze:

Kalium chlor. D6

Aromaöle:

Eukalyptus, Fichte, Weihrauch zum Inhalieren.

Nervensystem, Nervenentzündung

Farbe:

1. Farbe Türkis an die betroffene Stelle strahlen.
2. Farbe Indigo danach ebenfalls dorthin strahlen.

Erfahrungsheilkunde:

Melissentee, Vitamin B, Ruhe und viel Schlaf.

Schüsslersche Zellsalze:

bei Nervenschwäche: Kalium phos. D6 + Natrium chlor. D6;
bei gereizten Nerven: Natrium phos. D6 + Magnesium phos. D6

Aromaöle:

Krampflösend: Melisse, Muskatellersalbei, Neroli, Rose, Sandelholz, Wacholder, Zypresse.
Sandelholz beruhigt die Nerven des Bronchialsystems.
Nervenstärkend: Kamille, Lavendel, Majoran, Melisse, Muskatellersalbei, Rosmarin, Wacholder.

Nervosität (siehe auch Nervensystem)

<u>Farbe:</u>

1. Farbe Türkis an die Schilddrüse strahlen bei Überaktivität.
2. Farbe Grün und Farbe Rosa im Wechsel an das Herzchakra strahlen, wenn die Nervosität am Herzen spürbar ist.
3. Farbe Grün rund um den Bauchnabel, wenn die Nervosität im Bauch spürbar ist.

Nierenbeschwerden

Farbe:

Bei akuten Beschwerden:
1. Farbe Türkis an die Nieren.
2. Farbe Scharlachrot danach ebenfalls dorthin.
3. Farbe Magenta auf der Vorderseite des Rumpfes, genau gegenüber den Nierenpolen am Rücken.

Bei chronischen Beschwerden:
1. Farbe Lemon im Wechsel mit Farbe Scharlachrot an die Nieren.
2. Farbe Magenta wiederum auf die Vorderseite, s. o.

Bei Urinverhalten:
Farbe Scharlachrot im Wechsel an die Nierenpole.
Bei Nierensteinen:
Farbe Lemon und Farbe Magenta im Wechsel auf die Nierenpole strahlen.

Erfahrungsheilkunde:

Bei Infekt: Bärentraubenblättertee
Goldrutentee

Schüsslersche Zellsalze:

Bei Entzündung: Ferrum phos. D12 und Natrium phos. D6; Kalium chlor.
D6, Calcium phos. D6;
bei Steinen: Magnesium phos. D6.

Aromaöle:

Zu den diuretischen ätherischen Ölen gehören Eukalyptus, Fenchel, Geranie, Rosmarin, Weihrauch, Zypresse.

Ohnmacht

Wird jemand oft oder ohne ersichtlichen Grund ohnmächtig, sollte die Ursache von einem Arzt, Heilpraktiker etc. untersucht werden.

Farbe:

Magenta an den Wiederbelebungspunkt unterhalb der Nase, oberhalb der Oberlippe.

Erfahrungsheilkunde:

Eventuell sind Bittermittel anzuraten.

Bach-Blüten:

Notfalltropfen

Aromaöle:

Pfefferminztee, Neroli, Lavendel, Rosmarin

Osteoporose

Symptombild:

Neigung zu Brüchigkeit der Knochen, poröse Knochen, Verlust an Knochensubstanz – vor allem nach der Menopause; kann bei schlanken, hageren und nervös veranlagten Frauen häufiger auftreten als bei stärker gebauten, bedächtigen Naturen.

Ursachen und Bedeutung:

Osteoporose würde es ohne Mangel an Sonnenlicht nicht geben! In südlichen Ländern taucht Osteoporose deshalb praktisch nicht auf. Eine normale Höhensonne tut dieselben Dienste. Frauen neigen eher zu Knochenporosität als Männer, weil sie aufgrund der monatlichen Menses mehr Calcium ausscheiden als Männer. Frauen müssen darum körperlich aktiver sein, sich mehr bewegen und mehr natürliches Calcium mit der Nahrung aufnehmen (u. a. Yoghurt, Milch, Käse, Melasse, Sesam, Mais, Sojaprodukte, gekochter Brokkoli).

Zur physiologischen Ursachenkette gehört, daß mit der Menopause die Östrogenproduktion vermindert wird, was als Nebenwirkung eine stärkere Entkalkung der Knochen zur Folge hat. Dies muß nun keineswegs zu Osteoporose führen, wenn wir uns vernünftig ernähren und uns genügend Bewegung in der frischen Luft und ausreichend Sonne gönnen. Belastungen durch radioaktive Strahlen (Röntgenaufnahmen!) und Radioaktivität in Luft, Wasser und Nahrungsmitteln können auch zu Osteoporose führen, weil die Knochensubstanz angegriffen wird.

In der Schwangerschaft sind Frauen übrigens – aus bislang ungeklärten Gründen – vor Entkalkung geschützt. Während der Stillzeit sinkt das Östrogenniveau stark ab, Calcium wird aus den Knochen der Frau abgebaut und wird zum lebenswichtigen Bestandteil der Muttermilch. Nach dem Ende der Stillzeit steigt das Östrogenniveau wieder an, so daß die Aufnahme von Calcium im Organismus verstärkt wird.

Esoterisch ist die Angst vor Osteoporose ein Hinweis auf Angst vor Lebenserstarrung und verminderter Anteilnahme am Leben. Osteoporose selbst ist esoterisch betrachtet ein Warnsignal, daß sich der Mensch nicht mehr vom Leben akzeptiert fühlt und sich deshalb selbst (unbewußt) ›sabotiert‹.

Behandlung:

Calciumreiche Nahrung, viel frische Luft, viel Sonnenlicht und viel körperliche Bewegung (wodurch die Sauerstoffaufnahme des Körpers verstärkt wird) sind sowohl der beste Schutz vor wie die beste Therapie bei Osteoporose. Vitamin B$_6$, das Knochenvitamin (vor allem in Vollwertgetreide), und Vitamin E (Nachtkerzenöl), kalt gepreßtes Oliven- und Sonnenblumenöl, Nüsse, Sonnenblumenkerne und Sesam helfen als Bestandteile einer natürlichen Ernährung besonders gut.

Wenn Sie Ihre Lebensweise umstellen können auf weniger Streß, wäre dies generell hilfreich. Streß ›frißt‹ Vitamin-B-Reserven.

Farbe:

Eventuell Ganzkörperbestrahlung mit Blau.

Erfahrungsheilkunde als homöopathische Mittel:

Calcium carbonicum.
Dr. med. Erwin Schlüren schreibt in seinem Standardwerk ›Homöopathie in Frauenheilkunde und Geburtshilfe‹: »Die Unwirksamkeit der Östrogenbehandlung ist inzwischen bewiesen, die homöopathische Therapie ist die erfolgreichste.« Er gibt u. a. an:
Strontium carb., Calcium fluor., Cimicifuga und Aristolochia.
Vedisches Rezept: Ghee siehe Seite 39.

Schüsslersche Zellsalze:

Calcium phos. D 6 und Calcium fluor. D 12 für den Knochenaufbau.

Bach-Blüten:

Aus der Gruppe 6 ›Mutlosigkeit‹: Star of Bethlehem;
aus der Gruppe 4 ›Einsamkeit‹: Heather.

Prämenstruelles Syndrom (PMS)

Symptombild:

Plötzliche bzw. heftige Stimmungsveränderungen, kurz vor Eintreten der Periode; Gereiztheit und/oder depressive Gefühle; Weinerlichkeit; Drang, noch irgendwelche Dinge zu erledigen bzw. abzuschließen; Ziehen im Rücken, (ziehende, wehenartige) Bauchschmerzen; Spannungsgefühle und Berührungsempfindlichkeit der Brust; (Stirn-)Kopfschmerzen; Flüssigkeitsansammlung im Organismus (die aber natürlich ist und nicht, wie manche amerikanische Schulmediziner vorschlagen, mit Entwässerungsmitteln behandelt werden sollen).
Viele Frauen beobachten, daß PMS-Symptome im Laufe der Jahre verstärkt auftreten, vor allem nach Fehlgeburten und Abtreibungen. ›PMS‹ wurde, bevor es als eigenständiges zusammenhängendes Symptombild erkannt und beschrieben wurde, häufig als ›weibliche Hysterie‹ oder ›Zickigkeit‹ abgetan.

Ursachen und Bedeutung:

Zu den körperlichen Ursachen gehören Lymphstau bzw. mangelnder Lymphfluß, Vitamin-E-Mangel, psychisch bedingte Störungen im Hormonhaushalt, Wasseransammlungen, Sauerstoffmangel aufgrund von zuwenig Bewegung, falsche Ernährung, Drogen-›Genuß‹ (Alkohol, Tabak, Medikamente, Psychodrogen). Emotionale Ursachen sind unter anderem mangelnde Lebensfreude, Ablehnung der eigenen Weiblichkeit sowie eine allgemeine Lebensweise und Lebenseinstellung, die den Rhythmen der Weiblichkeit keine Rechnung (mehr) trägt. Vorurteile in Gesellschaft und Werbung, die aussagen, daß es keine ›besonderen Tage‹ gäbe, können dazu führen, daß zwischen dem normalen Empfinden der Frau und den Botschaften der Umwelt Spannungen entstehen, die PMS verstärken. PMS wird sowohl von Frauen mit innigem Kinderwunsch, wie von solchen, die (zur Zeit) kein Kind wünschen, oft als Schwangerschaftsanzeichen fehlgedeutet bzw. auch dadurch erst ausgelöst!
Von der spirituellen Ebene her werden bei intensiven PMS-Beschwerden die natürlichen weiblichen organischen und emotionalen Vorgänge und spirituellen Chancen zu wenig beachtet.

Behandlung:

PMS ist so individuell, daß auf jeden Fall ein kompetenter Behandler aufgesucht werden sollte.
Gönnen Sie sich mehr Ruhe!

Farbe:

Gelb an den unteren Teil des Brustbeins strahlen, um das Urvertrauen zu stärken, Grün auf die Brustraummitte, um die Eigenverantwortung zu unterstützen und mehr Selbstwert zu entwickeln.

Daß Therapie mit Licht inzwischen auch von Schulmedizinern ernstgenommen wird, belegt eine Mitteilung der Universität von Kalifornien in San Diego. PMS, depressive Verstimmungen, Gewichtszunahme und Spannungsgefühl in den Brüsten, sei eine Abweichung im hormonell gesteuerten Bio-Zeitrhythmus der Frauen. Die Zirbeldrüse (Epiphyse) der Betroffenen schütte während des Schlafs geringere Mengen des Hormons Melatonin aus als bei Frauen, die nicht unter PMS litten. Erste Versuche mit einer gezielten Lichttherapie zeigten einen möglichen Weg zur Linderung der PMS-Beschwerden. Wie hier, so vollzieht die sogenannte experimentell-wissenschaftliche Medizinforschung auch auf zahlreichen anderen Gebieten langsam das nach, was die Naturheilkunde bereits seit Jahrhunderten anwendet. Frauen, die unter PMS leiden, sollten sich − neben den von mir genannten Behandlungsansätzen − möglichst viel in frischer Luft und Sonne bewegen.

Erfahrungsheilkunde:

Zusätzliche Gaben von Nachtkerzenöl, Vitamin B$_6$, und B-Komplex, Vitamin E;
Hauptmittel: Tuberkulinum, Cimicifuga, Lachesis, Calcium carbonicum.

Schüsslersche Zellsalze:

Magnesium phos. D6, Ferrum phos. D12

Bach-Blüten:

Aus der Gruppe 1 ›Angst‹: Aspen;
aus der Gruppe 7 ›Übertriebene Sorge‹: Chicory.

Aromaöle:

Durch eine Lymphdrainage mit Geranien- und Rosmarinöl lassen sich die Wasseransammlungen im Körpergewebe ganz oder teilweise beseitigen.
Zur Verminderung von Depression und Reizbarkeit sind Bergamotte, Kamille und Rose am besten geeignet, vorzugsweise als Massageöl, aber auch als Badezusatz.

Prostatabeschwerden

Möglicherweise liegt Zinkmangel vor.

Farbe:

1. Farbe Türkis an die Stelle oberhalb des Penisansatzes.
2. Farbe Blau auf die Mitte der Schamhaargrenze und an das Steißbein strahlen.

Bei chronischen Beschwerden:
Mit Farbe Lemon beginnen.

Erfahrungsheilkunde:

Kürbiskerne

Schüsslersche Zellsalze:

bei Vergrößerung: Magnesium phos. D6, Calcium fluor. D12, Natrium chlor. D6, Natrium sulf. D6

Prüfungsangst

Farbe:

Farbe Gelb an das untere Ende des Brustbeins strahlen.

Erfahrungsheilkunde:

abends Baldriantee

Schüsslersche Zellsalze:

Magnesium phos. D 6

Bach-Blüten:

Gentian, Elm, Clematis, Larch, White Chestnut

Aromaöle:

Bergamotte, Geranie, Lavendel, Melisse, Rose, Zypresse

Rheumatismus

Erfahrungsheilkunde:

siehe Seite 33

Schüsslersche Zellsalze:

Natrium phos. D 6, Magnesium phos. D 6

Aromaöle:

Die wirksamsten antirheumatischen Öle sind Kamille, Lavendel, Majoran und Rosmarin. Sie führen nicht nur zu örtlicher Schmerzlinderung, sondern eliminieren auch etliche der Giftstoffe, die die Krankheit ausgelöst haben. Aromatische Bäder haben immer eine gute unterstützende Wirkung und sind wahrscheinlich die beste Möglichkeit, entgiftende Öle einzusetzen, in erster Linie Wacholder, aber auch Lavendel, Rosmarin und Zypresse.

Rückenschmerzen

Symptombild:

Rückenschmerzen, Kreuzschmerzen, Lumbago, Ischias und Schmerzen zwischen den Schultern sind zwar keine speziellen ›Frauenbeschwerden‹, aber es gibt einige Formen, die mit Menstruation und Wechseljahren zusammenhängen.

Ursachen und Bedeutung:

Direkte körperliche Ursachen sind oft venöse Stauungen, Hämorrhoiden, verlangsamter Stoffwechsel, zu geringe Flüssigkeitsaufnahme, Erkältungsfolgen; zu den wichtigsten psychischen Ursachen gehören Überlastung, übergroße Sorgen und ernste Partnerschaftsprobleme (sowohl beim Mangel an Flüssigkeit wie bei Partnerschaftsproblemen gehen die Rückenschmerzen über die Nieren).

Behandlung:

Es ist zu prüfen, ob eventuell ein Wirbel ausgerenkt ist oder ein Bandscheibenschaden vorliegt.

Farbe:

in der Nierengegend:
1. Farbe Magenta an die Nierenpole strahlen.
2. Farbe Gelb danach ebenfalls dorthin.
3. Farbe Orange wiederum dorthin strahlen.
Mit Blau schmerzende Stellen bestrahlen (ohne direkten Hautkontakt); rund um den Bauchnabel ergänzend mit Grün; und an die Nieren Gelb.

Erfahrungsheilkunde (als homöopathische Mittel):

Bei Rückenschmerzen in Verbindung mit der Menstruation:
Aesculus bei Rückenschmerzen, die durch venöse Stauungen, Hämorrhoiden und langsamen Stoffwechsel verursacht sind und sich nach der Menstruation verschlimmern;
Rhus tox. bei Ischiasschmerzen und Rückenschmerzen mit Steifheit im Kreuz (meist entstanden durch Naßwerden nach Schwitzen) − wenn die Menstruation zu früh kommt, reichlich ist und lang andauert;
Pulsatilla bei Rückenschmerzen, vor allem zwischen den Schultern und im Kreuzbein nach langem Sitzen und zugleich großer Müdigkeit − bei verzögerter oder unterdrückter Menses (auch, wenn die erste größere Krankheit in der Pubertät nicht richtig auskuriert wurde);

Kalium carbonicum bei Rückenschmerzen, die sich speziell bis in die Gesäß-
muskeln hinunterziehen und gleichzeitig schneidenden Bauchschmerzen —
oft treten die Schmerzen nach einer Geburt oder Fehlgeburt auf, und
bei großer Empfindlichkeit auf atmosphärische Einflüsse und Strahlenstö-
rungen;
Cimicifuga bei rheumatischen Rückenschmerzen und solchen, die quer durch
das Becken von Hüfte zu Hüfte gehen, ›Hexenschuß‹ — vor allem auch bei
starker nervlicher Belastung und unregelmäßiger Menstruation;
Nux vomica bei Rückenschmerzen und gleichzeitig brennendem Gefühl in
der Wirbelsäule, wenn man sich zum Umdrehen im Bett aufrichten muß,
aber Schmerzen im Sitzen spürt — bei unregelmäßiger Menstruation bzw. zu
früher und zu lang andauernder Menstruation.
Moxa-Behandlung mit Beifußkraut, das über dem ›Lebenspunkt‹ (Hara) etwa
zwei bis drei Zentimeter unterhalb des Bauchnabels glimmt.

Schüsslersche Zellsalze:

Magnesium phos. D6

Bach-Blüten:

Rescue Remedy;
aus der Gruppe 5 ›Überempfindlichkeit‹: Walnut;
aus der Gruppe 7 ›Übertriebene Sorge‹: Rock Water;
aus der Gruppe 3 ›Mangelndes Interesse‹: Olive.

Aromaöle:

Rosmarin

Schlafstörungen

Symptombild:

Unruhiger Schlaf; man kann nicht einschlafen; man wacht zwischendurch immer wieder auf; man wacht zu früh auf; man wacht unausgeschlafen auf; man wacht zu spät und dennoch unausgeschlafen auf; man leidet unter Schweißausbrüchen (siehe dieses Stichwort); man ist tagsüber müde und kann trotzdem nachts nicht schlafen.

Ursachen und Bedeutung:

Nervliche Überreizung und körperliche Überanstrengung, durch Arbeit, Sorgen, Partnerschaftsprobleme usw. führen oft zu Schlafstörungen. Übermüdung (die meist nicht rechtzeitig erkannt wird) und ein falscher Lebensrhythmus sind gleichfalls wichtige Ursachen. Die beste und wichtigste Schlafzeit für den menschlichen Organismus ist vor Mitternacht. Also sollten wir – wenn irgend möglich, ungeachtet der Fernsehdiktatur – spätestens um 9, allerspätestens um 10 Uhr abends ins Bett gehen, und morgens zwischen 6 und 7 Uhr früh aufstehen. Unverträglichkeit von Alkohol, Medikamenten, Tabak und Drogen wirkt sich häufig in Schlafstörungen aus; auch zu üppige Mahlzeiten oder Hungergefühle.

Zukunfts- und Existenzängste, Auseinandersetzungen in der Familie oder am Arbeitsplatz, Mangel an Selbstwert oder Selbstvorwürfe, Kummer darüber, (vielleicht) nicht (mehr) als Frau anerkannt zu werden – dies alles sind einige wesentliche psychische Ursachen für Schlafstörungen. Oft sind geopathische Störzonen und elektromagnetische Strahlungen die Ursache für schlechten Schlaf.

Spirituell deuten Schlafstörungen auf einen Mangel an Urvertrauen in den eigenen Lebensweg hin und darauf, daß wir uns (noch) nicht einfach fallen lassen können, sondern vom Ich her alles richten wollen.

Behandlung:

Sorgen Sie auf jeden Fall für genügend körperliche Bewegung, damit der Körper die nötige ›Bettschwere‹ hat. Nachts sollten Sie sich reichlich Frischluft gönnen, also bei offenem Fenster schlafen. Ein entspannendes Bad, vielleicht mit Lavendel im Badewasser, hilft.

Baldrian- und Hopfenblütentee vor dem Schlafengehen sind alte und bewährte Hausmittel. Ein Glas Bier, auch alkoholfreies Bier, hilft bei leichten Schlafstörungen. Wer nachts mehrfach aufstehen muß, um Wasser zu lassen, sollte Kalium phos. D 6 von Schüssler nehmen, 21 Tabletten in heißem Tee oder heißem Wasser. (Wenn man nachts aufstehen muß, um Wasser zu lassen, liegt Kaliummangel vor.)

Stellen Sie Fernseher, Computer und möglichst alle anderen elektronischen und elektrischen Geräte nicht nur ab, sondern ziehen Sie auch die Stecker heraus! Drehen Sie Fernseh- und Computerbildschirme von sich weg — diese Schirme strahlen nachweislich noch lange weiter, nachdem die Geräte abgeschaltet worden sind. Am besten: keinerlei elektronische Geräte ins Schlafzimmer!

Farbe:

1. Farbe Purpur an die Nebennieren strahlen.
2. Farbe Blau auf das dritte Auge.
3. Grün auf den Scheitelpunkt des Kopfes, rund um den Bauchnabel und auf die Brustkorbmitte.

Erfahrungsheilkunde (als homöopathische Mittel):

Nux vomica, wenn es um Überanstrengung, Überforderung und Belastung durch Stimulantien geht und man nachts, oft ab 3 Uhr, wach wird;
Coffea, wenn man wegen zu vieler Gedanken innerlich umgetrieben ist und nicht einschlafen kann;
Cimicifuga, wenn schlechte Träume den Schlaf stören;
Zincum valerianum, wenn die Nerven überreizt und geschwächt sind, aber auch wenn man aufgrund von Eierstockentzündungen nicht schlafen kann und wenn man wegen Trauer oder Melancholie schlaflos ist.

Schüsslersche Zellsalze:

Kalium phos. D 6

Aromaöle:

Bergamotte, Lavendel, Rose, Ylang-Ylang

Schnupfen (siehe auch Heuschnupfen)

<u>Farbe:</u>

Bei akutem Schnupfen:
1. Farbe Scharlachrot an beide Nasenflügel strahlen.
2. Farbe Grün und Farbe Blau ebenfalls dorthin.

Bei chronischem Schnupfen:
1. Farbe Lemon an beide Nasenflügel strahlen.
2. Farbe Scharlachrot an beide Nasenflügel strahlen.
Bei fließendem Schnupfen siehe ›Heuschnupfen‹.

<u>Erfahrungsheilkunde:</u>

Vitamin C (Acerola)

<u>Schüsslersche Zellsalze:</u>

Kalium chlor. D6

<u>Bach-Blüten:</u>

Crab Apple, Honeysuckle, Heather

<u>Aromaöle:</u>

Eukalyptus, Fichte, Lavendel, Myrrhe

Schreikrampf bei Kindern

Farbe:

1. Farbe Lemon mit Pyramidenfokus auf die Thymusdrüse.
2. Farbe Indigo an den Kehlkopf strahlen.
3. Farbe Orange dorthin strahlen, wo der Krampf empfunden wird (Brust, Bauch o. a.).

Erfahrungsheilkunde:

Untersuchen, ob eventuell Wurmbefall.

Bach-Blüten:

Notfalltropfen

Schweißausbrüche

Symptombild:

Kalter oder heißer Schweiß, am ganzen Körper oder nur an der Brust, am ganzen Kopf oder nur am Gesicht, zwischen den Oberschenkeln, am Rücken, usw. Die meisten Schweißausbrüche in den Wechseljahren erfolgen nachts.

Ursachen und Bedeutung:

Hormonumstellungen, auch die Einnahme künstlicher Hormone – vor allem, wenn nicht genügend klare Flüssigkeit getrunken wird; Schwächezustände; falsche Ernährung (zum Beispiel Schweinefleisch): Schilddrüsenüberfunktion und dadurch bedingte Erregungszustände; sowie psychische Belastungen bilden die häufigsten Ursachen für Schweißausbrüche.

Der Körper sucht sich diesen Weg, um etwas loszuwerden, was anders nicht möglich ist. Deshalb finden Schweißausbrüche häufig nachts statt, weil wir dann leichter loslassen und unser Organismus einen ihm entsprechenden Weg der Reinigung und Lösung von belastenden Faktoren finden kann. Zu diesen Belastungen gehören neben physiologisch wirksamen Einflüssen (Schweinefleisch, Medikamente, Drogen, Tabak, Alkohol) vor allem auch psychologisch wirksame wie Kummer, Sorgen, Angst, Enttäuschung, vermeintlich oder tatsächlich nicht (mehr) akzeptiert zu werden, usw.

Esoterisch betrachtet handelt es sich bei allen Schwitzvorgängen um einen Reinigungs- bzw. Ausscheidungsprozeß, also um eine Klärung.

Behandlung:

Trinken Sie viel klares, gutes Wasser und Kräutertees, hauptsächlich Salbeitee. Salbei reguliert das Schwitzen – natürliches Schwitzen ist gut! Duschen Sie so häufig, wie Sie mögen. Kochsalz ist weitgehend zu vermeiden, auch tierisches Eiweiß, einschließlich Wurst, Aufschnitt und sonstigem (Schweine-) Fleisch.

Farbe:

Blau – blaue Laken, blaue Kleidung, blaue Ganzkörperbestrahlung. Bei Angstschweiß allerdings Gelb an das Ende des Brustbeins strahlen; bei kaltem Schweiß Rot an das Ende des Steißbeins.

Erfahrungsheilkunde (als homöopathische Mittel):

Acidum sulf. bei allgemeiner Erschöpfung und Schwäche;
Lachesis bei Hitzegefühlen und Herzschwäche;
Sulfur bei brennendem Hitzegefühl und Wallungen;

Naja, wenn der Schweißausbruch von unten nach oben zieht, verbunden mit einer Überfunktion der Schilddrüse;
Jaborandi, wenn die Schweißausbrüche sehr heftig und mit nervösem Zittern verbunden sind und bei kalten Schweißausbrüchen;
Veratrum album, besonders bei kaltem Stirnschweiß und ohnmachtsähnlichen Zuständen;
Sepia bei kaltem Schweiß in Verbindung mit Schilddrüsenüberfunktion;
Sanguinaria bei kaltem Schweiß und Hitzewallungen (!), Herzklopfen und extremer Ungeduld.

Tee: Salbei reguliert den Schweißhaushalt.

Schüsslersche Zellsalze:

nachts: Natrium chlor. D6;
sauer: Natrium phos. D6.

Bach-Blüten:

Aus der Gruppe 1 ›Angst‹: Rock Rose;
aus der Gruppe 2 ›Unsicherheit‹: Hornbeam.

Aromaöle:

reduzierend: Lavendel, Zypresse;
treibend: Pfefferminz, Rosmarin.

Schwindel

Bei wiederholtem Schwindel ist eine fachkundige Untersuchung notwendig.

Symptombild:

Es dreht sich alles; man fühlt sich matt oder wie auf einer Wattewolke; es wird einem schwindlig bei dem Gedanken an Essen; man fühlt sich speiübel. Schwindelgefühle bzw. Schwindelanfälle tauchen kurz vor der Periode und währenddessen vermehrt auf, während Schwangerschaften und in der Menopause statt der Menses.

Ursachen und Bedeutung:

Ein naheliegender Grund, der aber bisweilen übersehen wird: ein leerer Magen und Hunger! Wenn man zu schnell aufsteht, kann einem auch schwindlig werden, weil das Blut aus dem Kopf in die Beine ›sackt‹. Durch Kopfverletzungen oder (auch unerkannte) Gehirnerschütterungen kommt es ebenfalls zu Schwindelgefühlen.
Als typische ›Frauenbeschwerden‹ sind Hormonumstellungen während des Menstruationszyklus, während einer Schwangerschaft und während der Wechseljahre gleichfalls Ursachen für Schwindelgefühle.
Elektromagnetische Störungen und Strahlungen können zu Schwindel führen; übrigens auch eine zu asketische Lebensweise, übertriebene Meditation und unkontrollierte magische Spintisiererein.
Extreme Düfte (Räucherkerzen, Parfüms, Blumen) und zu wenig frische Luft und Bewegung sind weitere Ursachen. Orts- und Luftdruckveränderungen können zu Schwindel führen.
Tiefdruckwetterlagen und Föhn, große Höhenunterschiede zwischen Meeresniveau und Hochgebirge lösen manchmal Schwindelgefühle aus.
Esoterisch betrachtet stehen Schwindelgefühle für eine Abneigung gegen die Realität. Man befindet sich nicht in der Mitte, also nicht in Harmonie von Geist und Gefühlen, von Körper und Erde, man ist nicht geerdet.

Behandlung:

Viel körperliche Bewegung an der frischen Luft: gehen Sie zum Schwimmen, radeln Sie, spielen Sie Tennis oder Golf, gehen Sie eine Stunde spazieren... Auch Wechselfußbäder heiß-kalt helfen.

Farbe:

1. Farbe Grün mit Pyramidenfokus auf das dritte Auge und auf das Herzchakra.

2. Farbe Purpur auf bzw. in die Ohren strahlen.
3. Um sich zu erden, bestrahlen Sie mit Rot auf das Steißbein und Grün auf den Scheitelpunkt des Kopfes.

Erfahrungsheilkunde:

Vitamin B und E;
(als homöopathische Mittel):
Cocculus, wenn man Schwindel bei Gedanken an Essen empfindet;
Nux vomica bei Schwindel durch Überarbeitung oder durch zu viele Stimulantien wie Kaffee und Tabak;
Belladonna bei Schwindel als Reaktion auf Übererregung oder auf radioaktive Belastungen mit heiß-roten Wangen;
Sanguinaria bei Schwindel, zugleich mit fliegender Hitze und Röte im Gesicht;
Lachesis bei Schwindel mit Blässe und starkem Redebedürfnis;
Glonoinum bei Schwindel und errötendem Gesicht;
Ambra bei Schwindel mit Gefühl von Schwäche in Kopf und Magen.

Schüsslersche Zellsalze:

Calcium phos. D6; wenn man Schwindel bei leerem Magen spürt.

Bach-Blüten:

Rescue Remedy;
aus der Gruppe 2 ›Unsicherheit‹: Cerato

Aromaöle:

Anis, Patschuli, Pfefferminz

Selbstwertmangel

Selbstwert ist vorwiegend ein Thema für Frauen. Die wirkliche ›Behandlung‹ eines Mangels an Selbstwert findet auf den emotionalen und spirituellen Erfahrungs- und Verwirklichungsebenen statt.

Farbe:

Strahlen Sie zur weiteren Stärkung des Selbstbewußtseins Rot an das Steißbein und Orange auf die Mitte der oberen Schamhaargrenze, sowie Magenta auf die Mitte des Hinterhauptes.

Erfahrungsheilkunde:

Arsenicum album bei Angst vor dem Alleinsein;
Carbo vegetabilis bei körperlicher Schwäche;
Ignatia, Natrium mur. bei großem Kummer und Enttäuschungen;
Sepia bei Angst vor Menschenmengen und Gefühl von Gleichgültigkeit gegenüber der näheren Umwelt;
Calcium carbonicum bei tiefer Hoffnungslosigkeit und Verzweiflung, um sich besser zu erden;
Aurum bei mangelnder Lebensfreude und Lebendigkeit, bzw. bei Niedergeschlagenheit bis hin zu Selbstmordneigung;
Helleborus bei schwacher Vitalität und bei Melancholie;
Psorinum bei allgemeinem Reaktionsmangel, Schwäche, Empfindlichkeit gegen Kälte und tiefer, anhaltender Verzweiflung, bis hin zu Selbstmordgedanken.

Schüsslersche Zellsalze:

Natrium mur. bei großem Kummer und bei Enttäuschungen

Bach-Blüten:

Aus der Gruppe 2 ›Unsicherheit‹: Wild Oat, Gentian;
aus der Gruppe 6 ›Mutlosigkeit‹: Sweet Chestnut, Star of Bethlehem.

Aromaöle:

Rose.

Strahlenschäden

Farbe:

Türkis

Erfahrungsheilkunde:

Calcium, siehe Seite 39 und 63. Vollbad mit 1 Eßlöffel Salz und 1 Eßlöffel Obstessig zum Entladen

Bach-Blüten:

Cherry Plum, Gentian, Rock Rose, Star of Bethlehem, Vine, Walnut und Wild Oat (je 2 Tropfen in ein 10 ml Fläschchen).
Füllen Sie das Fläschchen mit einer Meersalzlösung (3,5 g Meersalz in 100 ml destilliertem Wasser) auf und nehmen Sie von der Mischung drei- oder viermal täglich 2 Tropfen oder geben Sie 10 – 15 Tropfen auf ein Vollbad.

Trockenheit der Vagina

Symptombild:

Trockenheit der Vagina beim Liebesakt, damit verbundene Schmerzen.

Ursachen und Bedeutung:

Die wichtigste physiologische Ursache ist ein Ungleichgewicht im Salzhaushalt des Körpers. Man nimmt entweder zu wenig, meistens aber zuviel Salz zu sich. Auch Fieber kann vorübergehend zur Trockenheit von Schleimhäuten und damit auch der Vagina führen.

Sehr viel häufiger sind allerdings psychische Ursachen. Zu den einfacheren gehören der Mangel an Einfühlung des Mannes in die Bedürfnisse der Frau beim Liebesakt und die Zurückhaltung der Frau, sich auf die sexuell-erotischen Aspekte des Liebesaktes wirklich einlassen zu können. Mangelnde Liebesfähigkeit aus Angst vor (wiederholten?) Enttäuschungen in der Liebe kann zum Symptom der länger anhaltenden Trockenheit führen. Ärger mit dem Partner, verletzter Stolz oder Eifersucht kann kurzfristig dazu führen. Vielleicht ist auch die Beziehung sozusagen eingetrocknet. Das kann vielerlei Gründe haben, auf die ich in diesem Rahmen nicht näher eingehen kann. *Spirituell* gesehen können sowohl ›Verklemmtheit‹ und Schuldgefühle in bezug auf Sexualität eine Rolle spielen, wie Abneigung gegen den derzeitigen Partner, ohne das offen ansprechen und dementsprechend handeln zu können.

Behandlung:

Wenn die Probleme einfacher ›psychologisch-technischer‹ Natur sind, sollten die beiden Partner mehr Zeit mit liebevollen Umarmungen, gegenseitigen Massagen (zum Beispiel mit Rosenöl) und dem sogenannten Vorspiel verbringen. Zu diesem Thema gibt es viel geeignete Literatur. Wenn es um tieferliegende Ursachen geht, die letztlich den Kern der Ehe bzw. Partnerschaftsbeziehung betreffen − wenn es also um ›eingetrocknete‹ Gefühle geht −, empfehle ich ein Gespräch mit einem guten Therapeuten.

Farbe:

Aus der Farbtherapie kann ich in diesem Fall keine spezielle Empfehlung geben.

Schüsslersche Zellsalze:

Für die physiologische Harmonisierung des Salzhaushalts nimmt man Natrium chlor. D6 (3 × 3 Tabletten täglich, bis zur Besserung);

Bach-Blüten:

Rescue Remedy;
aus der Gruppe 5 ›Überempfindlichkeit‹: Holly.

Aromaöle:

Rosenöl ins Massageöl.

Tumore

Farbe:

1. Farbe Lemon mit Pyramidenfokus an die Thymusdrüse.
2. Farbe Indigo langanhaltend an die betroffene Stelle.

Selbstverständlich wird eine fachkundige, möglichst an der Naturheilkunde orientierte medizinische Behandlung nicht durch Farbtherapie unnötig gemacht. Es gibt aber in der Praxis immer wieder Fälle, bei denen eine geeignete Farbtherapie auch bei Tumoren eine wundervoll heilsame Wirkung zeigt.

Erfahrungsheilkunde:

Alles unternehmen, um den Organismus zu entsäuern!!

Bach-Blüten:

Crab Apple

Unsicherheit (siehe Selbstwert)

Verdauungsstörungen (siehe auch Verstopfung)

Symptombild:

Verstopfung, Durchfall, Blähungen.

Ursachen und Bedeutung:

Falsche Ernährung, zu geringe Aufnahme klarer Flüssigkeit, eventuell Amöben und andere Parasiten sowie Bakterien (zum Beispiel nach Fernreisen), organische Magen- und Darmkrankheiten einschließlich Schleimhautreizungen und -entzündungen, Wucherungen im Darm, Gallestau.
Viele Frauen erleben kurz vor der Periode eine leichte Verstopfung. Ich habe an anderer Stelle schon darauf hingewiesen, daß dies durch die natürliche Funktion des Vagusnervs bedingt ist, der sich vor der Periode zusammenzieht.
Psychische Ursachen bei Verstopfung sind Schreck, Schock, Verlust des Partners, allgemein nicht loslassen können. Als psychische Ursachen von Durchfall kommen vor: Ablehnung des Selbstwerts, Desinteresse am Leben; aber auch Sorgen um andere Menschen oder (Prüfungs-)Angst können zu Durchfall führen.
Bei Blähungen nimmt man das Leben zu schwer und leidet unter Belastungen; symbolisch gesehen gärt etwas bzw. es ›stinkt‹ einem etwas, bzw. die Schlackenstoffe sind zu viel für den Körper. Die Vernachlässigung des eigenen Lebenswandels, abrupte Veränderungen der Lebensweise oder Schuldkomplexe sowie ›unverdaute Gefühle‹ können ganz allgemein ebenfalls Verdauungsstörungen auslösen.

Behandlung:

Bei Verstopfung sind Galle- und Lebertees sinnvoll − Mischungen gibt es in Reformhäusern und Apotheken sowie Kräuterhäusern. Vermeiden Sie aber solche Tees, in denen ›Sennes‹ enthalten ist, weil die Sennesblätter zu Schleimhautentzündungen im Darm beitragen. Galle- und Lebertees unterstützen und regulieren die Funktion dieser für die Verdauung entscheidenden Organe. Wenn Sie unter Durchfall leiden, kann leichter Kamillentee mit einer Prise Salz lindern; ›Heilerde‹ (in Reformhaus und Apotheke erhältlich) bindet Giftstoffe im Darm und hilft sie auszuscheiden. Natürlich müssen Sie bei ernsterem Durchfall in medizinische Behandlung.
Fenchel- und Kümmeltee helfen bei Blähungen.

Gesunde Vollwerternährung und genügend Aufnahme klarer Flüssigkeit (Wasser und leichte Kräutertees) sowie ausreichend Bewegung in frischer Luft und Sonne sind die besten Garanten für eine gute Verdauung.

Farbe:

Bei Verstopfung strahlen Sie – am besten mit einer Farbakupunkturlampe – erst mit Rot eine Minute, dann mit Grün eine Minute in die Kuhlen links und rechts an den Nasenflügeln; auf die gleiche Weise auch auf den Winkel in der Mitte des kleinen Hügels, der sich zwischen Daumen und Zeigefinger bildet, wenn Sie den Daumen an die Hand anlegen.
Bei Durchfall Grün und Blau nacheinander rund um den Bauchnabel strahlen, sowie Grün auf den Winkel in der Mitte des kleinen Hügels zwischen Daumen und Zeigefinger, der sogenannten ›Lebensmaus‹ (siehe oben).

Erfahrungsheilkunde:

Verdauungsstörungen lassen sich mit sanften Bauchmassagen beheben.
Das Trinken von Kamillen-, Fenchel- oder Pfefferminztee ist ebenfalls empfehlenswert.
(als homöopathische Mittel):
Nux vomica zum Entgiften des Organismus;
Carduus marianus nimmt man bei Leberschwäche und hartnäckiger Verstopfung.
Niedrige Potenzen des *›Karlsbader Quellwassers‹* sind ebenfalls bei Verstopfung angezeigt.
Arsenicum album bei Durchfall aufgrund von Lebensmittelvergiftung (auch Speiseeis).
Anacardium bei Blähungen allgemein;
China, Carbo vegetabilis, Argentum nitricum, Lycopodium bei Blähungen im Klimakterium oder als Folge der Unterdrückung der Menses.

Schüsslersche Zellsalze:

Magnesium phos. D6, Natrium chlor. D6.

Bach-Blüten:

Aus der Gruppe 7 ›Übertriebene Sorge‹: Rock Water, Vine;
aus der Gruppe 5 ›Überempfindlichkeit‹: Walnut, Agrimony.

Aromaöle:

Kamille, Lavendel, Majoran

Verstopfung (Obstipation, siehe auch Verdauungsstörungen)

Farbe:

1. Farbe Rot mit Pyramidenfokus auf die ›Maus‹ zwischen Daumen und Zeigefinger strahlen.
2. Farbe Gelb auf Leber und Bauchspeicheldrüse strahlen.
3. Farbe Orange um den Bauchnabel herum strahlen.
4. Falls die Verstopfung chronisch ist, mit Farbe Lemon vor Farbe Rot mit der Akupunkturstrahlung auf der ›Maus‹ beginnen.

Erfahrungsheilkunde:

Mehrere Tassen Fencheltee täglich.

Schüsslersche Zellsalze:

Natrium chlor. D6, Magnesium phos. D6.

Bach-Blüten:

Honeysuckle, Red Chestnut, Crab Apple

Aromaöle:

Eine im Uhrzeigersinn ausgeführte Bauchmassage mit Majoran und Rosmarin.

Warzen

Farbe:

Mir ist ein Fall bekannt geworden, bei dem eine länger anhaltende Bestrahlung mit der Farbe Violett über den Pyramidenfokus zu einer ›Spontanheilung‹ geführt hat. Generell werden mit der Farbe Grün gute Erfolge erzielt.

Erfahrungsheilkunde:

Schöllkrauttinktur, Thuja zum Betupfen

Schüsslersche Zellsalze:

Kalium chlor. D 6 innerlich
Natrium sulf. D 6 zerrieben als Brei äußerlich

Bach-Blüten:

Crab Apple, Holly

Aromaöle:

Reines Zitronenöl: man gibt − am besten mit Hilfe eines Zahnstochers − einen einzigen Tropfen auf die Mitte der Warze und befestigt ein Pflaster darüber. Der Vorgang muß täglich wiederholt werden, bis die Warze zusammenschrumpft und abfällt.
Eventuell Ti-Baum-Öl im Wechsel mit Zitronenöl.
Die Nachbehandlung besteht in einer Massage mit dem Vitamin-E-haltigen Weizenkeimöl, dem man zur Beschleunigung der Heilung etwas Lavendel- und/oder Ringelblumenöl hinzufügt.

Wasseransammlungen

Symptombild:

Anschwellen der Gliedmaßen, zum Beispiel der Finger, Beine, Füße und Gelenke; ›unerklärliche‹ Gewichtszunahme.

Ursachen und Bedeutung:

Mangelhafte Nieren- und Herztätigkeit (Erschlaffung des Herzmuskels), die unbedingt medizinischer Betreuung bedarf; zu geringe Aufnahme von klarem Wasser (so daß die Niere dem Körper den Auftrag gibt, ›Notvorräte‹ an Wasser im Organismus zu speichern!); allgemeiner Kaliummangel; Lymphstauungen; Nebenwirkungen bzw. Folgen von Chemotherapie und Bestrahlungen.

Bei Wasseransammlungen sollte man prüfen, welche Gefühle, Gedanken oder Erinnerungen man nicht loslassen kann, bzw. für welche Wünsche man sich eventuell in untauglicher Form Erfüllung wünscht. Mediale Menschen nehmen oft im Laufe der Jahre infolge von Wasseransammlungen zu, um einen schwergewichtigen Ausgleich für ihre Tätigkeit zu schaffen.

Behandlung:

Wassertreibende Tees sind als pflanzliche Hilfen zu empfehlen (zum Beispiel Teufelskralle, Berberitze, Brennessel).

Farbe:

Grün auf das Herzchakra strahlen und Gelb hinten auf die Nierenzonen; Violett auf den Scheitelpunkt.

Erfahrungsheilkunde (als homöopathische Mittel):

Apis, Scilla, Strophantus, Convallaria, Digitalis, Helleborus.

Schüsslersche Zellsalze:

Kalium phos. D6 bei Kaliummangel ist sinnvoller als etwa Kalium in Urform.

Bach-Blüten:

Rescue Remedy;
aus der Gruppe 7 ›Übertriebene Sorge‹: Vervain.

Weinerlichkeit

<u>Symptombild:</u>

Meist unverhofft, mit und ohne Anlaß bricht man in Tränen aus.

<u>Ursachen und Bedeutung:</u>

– Hormonelle Schwankungen in der Menopause und bereits davor, vor und während der Menstruation, sowie zu Beginn einer Schwangerschaft, die zu einer emotionalen Labilität führen.
Spirituell gesehen, lösen sich angestauter Kummer und Sorgen, aber auch nicht ausgedrückte Freude über unsere Tränen. Mit jedem Weinen entlastet sich der Organismus von angesammelten Schlacken (und entlastet damit die Lymphe) sowie von aufgestauten Gefühlen.
– Eventuell Reaktion der Schilddrüse aufgrund radioaktiver Strahlung.

<u>Behandlung:</u>

Weinen soll nicht unterdrückt werden, lassen Sie den Tränen freien Lauf. Sorgen Sie einfach nur für genügend Taschentücher.

<u>Erfahrungsheilkunde (als homöopathische Mittel):</u>

Pulsatilla zur Umstimmung bei übermäßiger Empfindsamkeit
Calcium, siehe Seite 38, 62

<u>Schüsslersche Zellsalze:</u>

Natrium muriaticum

<u>Bach-Blüten:</u>

Aus der Gruppe 2 ›Unsicherheit‹: Scleranthus;
aus der Gruppe 7 ›Übertriebene Sorge‹: Rock Water.

Wetterfühligkeit

<u>Symptombild:</u>

Müdigkeit, Abgespanntheit, Kopfschmerzen, Gliederreißen, Knochen-schmerzen, Arbeitsunlust oder Schwindelgefühle bei herannahendem oder bestehendem Tiefdruck — in Bayern auch bei Föhn — meistens kurz vor der Menstruation und immer wieder während der Wechseljahre.

<u>Ursachen und Bedeutung:</u>

Gestaute bzw. verschlackte Lymphe und mangelnder Lymphfluß (vor allem durch Süßigkeiten, Schokolade und Kakao); Schlacken im Körper, vor allem Nieren- und Leberbelastungen; nicht ausgeheilte Krankheiten; unedle Me-talle im Körper; speziell in den Zähnen (Amalgam!).
In den Wechseljahren treten Wetterfühligkeit und andere Beschwerden wie Ab-geschlagenheit, Schwitzen und fliegende Hitze hauptsächlich auf, weil das Lymphsystem jahrelang zuvor vernachlässigt wurde und nun durch die hormo-nelle Umstellung zu wenig Kraft besitzt, mit den angesammelten Schlacken fer-tig zu werden. Psychologisch betrachtet steckt dahinter eine Vernachlässigung des Körpers, dem nicht die Bedeutung beigemessen wurde, die ihm zusteht.

<u>Behandlung:</u>

Fasten- und Entschlackungskuren (zum Beispiel nach Mayr oder Buchinger); Ernährungsumstellung; für Leber-, Galle- und Nierenreinigung sorgen, in er-ster Linie mit speziellen Kräutertees (u. a. Löwenzahn, Kalmuswurzel, Brenn-nessel, Berberitze, Goldraute) — zur Leberreinigung hat sich nach meiner Er-fahrung Artischockensaft bestens bewährt.

<u>Farbe:</u>

Grün auf den Scheitel in der Mitte des Kopfs strahlen, auf das sogenannte Kronenchakra zur Neutralisierung und zum Schutz vor Wetterfühligkeit. Gelb zur Unterstützung der Leber-, Gallen- und Nierentätigkeit, jeweils lokal bestrahlen.

<u>Erfahrungsheilkunde:</u>

Hepar als Hauptmittel.

<u>Schüsslersche Zellsalze:</u>

Kalium sulf. D6 kann sinnvoll sein;

Natrium sulf. D6 und Magnesium phos. D6, wenn auch Gallenbeschwerden vorliegen.

<u>Bach-Blüten:</u>

Aus der Gruppe 5 ›Überempfindlichkeit‹: Holly.

Wucherungen (Polypen, adenoide Wucherungen in Nase oder Unterleib)

<u>Farbe:</u>

1. Farbe Lemon an die betreffende Stelle strahlen sowie mit Pyramidenfokus an die Thymusdrüse.
2. Farbe Indigo danach ebenfalls an die betroffene Stelle strahlen, lang anhaltend.

<u>Erfahrungsheilkunde:</u>

siehe Seite 29

<u>Schüsslersche Zellsalze:</u>

Calcium phos. D6, Natrium phos. D6, Silicea D12

Würmer

Farbe:

Farbe Gelb und Farbe Lemon im Wechsel rund um den Bauchnabel strahlen.

Erfahrungsheilkunde:

Ursache meist Übersäuerung, Antibiotica, zuviel Süßigkeiten!
(als homöopathische Mittel):
Cuprum-oxyd-nigrum D4 – D30
China
(als Tee):
Wermut, Kamille, Rainfarn zu gleichen Teilen gemischt; morgens und abends jeweils 1 Tasse, 3 Tage lang.
(Nahrung):
Papaya, Ananas, Feigen

Schüsslersche Zellsalze:

Natrium chlor. D6, Natrium phos. D6

Bach-Blüten:

Crab Apple

Aromaöle:

Estragon, Zitrone, Kümmel, Terpentin-Essenz;
rund um den Bauchnabel für das Massageöl.

Zahnen der Kinder

Farbe:

Beim Zahnen von Kleinkindern hilft die Farbe Orange an die betreffende Stelle, an der der neue Zahn erscheinen soll, am besten im Wechsel mit der Farbe Grün.

Erfahrungsheilkunde (als homöopathische Mittel):

Chamomilla

Schüsslersche Zellsalze:

Calcium fluor. D12, Calcium phos. D6, Natrium phos. D6, Magnesium phos. D6

Bach-Blüten:

Walnut, Oak, Willow

Aromaöle:

Eine leichte Massage der vom Zahnen in Mitleidenschaft gezogenen Wange. Dazu löst man 1 oder 2 Tropfen (nie mehr!) Kamillenöl (am besten blaue Kamille) in 5 ml Trägeröl auf (ca. 1 Teelöffel voll) und massiert mit ein paar Tropfen dieser Mischung.

Zahnfleischentzündung (Gingivitis)

Farbe:

Bei akuten Entzündungen:
1. Farbe Türkis an die betroffene Stelle im Mund mit Pyramidenfokus, aber ohne Hautberührung(!) strahlen.
2. Farbe Indigo auf das dritte Auge strahlen.

Bei chronischen Entzündungen:
1. Farbe Lemon an die betroffene Stelle im Mund strahlen (ohne Hautberührung) und auf die Thymusdrüse.
2. Farbe Türkis danach ebenfalls an die betroffene Stelle strahlen.
3. Farbe Indigo auf das dritte Auge strahlen.

Erfahrungsheilkunde:

Vitamin-C-Gaben

Schüsslersche Zellsalze:

Ferrum phos. D 12, Natrium phos. D 6, Kalium phos. D 6

Bach-Blüten:

Notfalltropfen

Aromaöle:

Salbei und Thymian.
Der Stärkung des Zahnfleischs dienen Fenchel und Mandarine, Myrrhen-Tinktur aus der Apotheke.

Zahnschmerzen

Den Druckpunkt am Fingernagel zu aktivieren ist besser, als mit schmerzstillenden Spritzen den Organismus zu belasten. Dazu den Daumennagel seitlich neben den Halbmond des Zeigefingers drücken.

<u>Farbe:</u>

1. Farbe Grün auf die betroffene Stelle im Mund bzw. am Zahn strahlen, ohne Hautberührung, mit Pyramidenfokus: Farbe Grün auch auf ›Zeigefingerpunkt‹ bzw. ›Zahnschmerzpunkt‹, seitlich am Fingernagel der Zeigefinger neben dem Halbmond, jeweils auf der Daumenseite.
2. Farbe Indigo auf das dritte Auge strahlen.

<u>Bach-Blüten:</u>

Notfalltropfen

<u>Aromaöle:</u>

Ein wenig Nelkenöl auf den schmerzenden Zahn. Geben Sie 1 Tropfen Nelkenöl auf ein Wattestäbchen und betupfen Sie damit den Zahn.

Literaturhinweise

Ingrid S. Kraaz und Wulfing von Rohr, *Die richtige Schwingung heilt*. Goldmann Verlag, München, 5. Auflage.
Das bislang einzige Buch über die Kombination von Bach-Blüten mit anderen Naturheilverfahren – Bach-Blüten und Farbtherapie, Schüsslersche Zellsalze, Kirlianfotografie sowie Notfallhomöopathie.

Ingrid Kraaz von Rohr, *Die Farben deiner Seele*. Goldmann Verlag, München 1992.
Ein umfassendes praktisches Werkbuch mit dem einmaligen neuen 12-Farben-Test, über 70 Farbtherapievorschlägen und Anleitung zur Aura- und Chakraarbeit.

Ingrid Kraaz von Rohr, *Der 12-Farben-Test*, Urania Verlag, CH-Neuhausen.
Die Farbkarten zur Ergänzung zum Buch ›Die Farben deiner Seele‹.

Ingrid Kraaz von Rohr, *Die neue Weiblichkeit*. Kösel Verlag, München 1991.
Das Praxisbuch zum Selbstwert, mit naturheilkundlichen Anweisungen für Frauenbeschwerden, insbesondere für die Wechseljahre.

Ingrid Kraaz von Rohr, *Formen, Farben und Symbole*. Scherz Verlag, Bern 1995

Ingrid Kraaz von Rohr, *Farbtherapie kurz und praktisch*. Bauer Verlag, München 1995

Ingrid Kraaz von Rohr, *Praktischer Ratgeber Feng Shui*. Nymphenburger Verlag, München 1996

Ingrid Kraaz von Rohr, *Farbtherapie aus der Küche – gute Laune kann man essen*. Nymphenburger Verlag, München 1996

Ingrid Kraaz von Rohr, *Natur-Heilbuch A–Z*. Nymphenburger Verlag, München 1997

Meditationen zur neuen Weiblichkeit und *Farb-Meditationen*. Meditationskassette von Ingrid Kraaz von Rohr, mit Musik von Deuter und Jack Löffler; Meditationen zu zehn Chakren zur Stärkung der Anima und Heilmeditationen mit Violett, Weiß und Gold; Bauer-Tonprogramme.

Ingrid Kraaz von Rohr und Wulfing von Rohr, *Die sieben Heiler – mit Bach-Blüten die Gefühle heilen*. Fischer Verlag, CH-Münsingen 1992.
Das neue Grundlagenwerk zum wirklichen Verständnis von Dr. Bachs Blütentherapie – mit dem Schwerpunkt auf der Originaleinteilung der sieben Gruppen der betreffenden Darmbakterien und der jeweiligen Gesundheits- und Heilkräfte.

Die sieben Heiler. Meditations- und Informationskassette zu den Bach-Blüten und den sieben Gruppen mit Ingrid Kraaz von Rohr und heilsamer Musik; Bauer-Tonprogramm.

Bach-Blütenklänge mit Meditationstexten von Ingrid Kraaz von Rohr und Wulfing von Rohr und meditativer Musik von Shantiprem; Bauer-Tonprogramm.

Dr. Edward Bach – Gesammelte Werke. Aquamarin Verlag, 1989.

Darshan Singh, *Liebe auf Schritt und Tritt*. Fischer Verlag, CH-Münsingen.
Ein besonders gutes Buch für Menschen, die ihre geistige Bestimmung suchen.

Wulfing von Rohr, *Meditation – die Kraft aus der Mitte*. Goldmann Verlag, München 1991.
Ein praxisnaher Leitfaden zu Meditationen.

W. Boericke, *Homöopathische Mittel und ihre Wirkungen*. Verlag für Grundlagen und Praxis Margarete Harms, Leer, 3. Aufl. 1986.
Beschreibung homöopathischer Mittelbilder für Therapeuten.
J. Riedweg, *Hormonmangel*. Sonntag Verlag, Regensburg 1987.

Multi-Color-Combi. Farb-Handlampe mit Quarzglaspyramide und 2 x 15 Farbfiltern zur Farbbestrahlung und Farbakupunktur. Zu beziehen in Deutschland über Buchhandlung Wrage, Schlüterstraße 4, 20146 Hamburg; in Österreich über R. Engel, Physioenergetik, Frimbergstraße 6-8, A-1130 Wien; in der Schweiz über Buchhandlung Scherz, Marktgasse 25, CH-3012 Bern und Integra, Obergrundstraße 11, CH-6003 Luzern und Chrüter-Drogerie, CH-Schaffhausen.

Internationale Akademie für Natürliche Komplementär-Medizin:

Die Akademie ›NKM‹ setzt sich ein für die freie Wahl von Medikamenten, Therapeuten und Behandler/innen. Denn dies ist ein natürliches Recht eines jeden Menschen. Hauptsächlich fördert die Akademie den freien Informationsaustausch über jede Art von Medizin – physisch, emotional, mental oder spirituell. Ebenso sieht die Akademie die Verpflichtungen zur Zusammenarbeit zwischen Patient und Behandler, gleich welcher Medizinauffassung man nahesteht.
»Wer heilt hat recht.«
Im Mittelpunkt steht die bewußte Harmonie auf allen Ebenen, das bewußte Umgehen und Erkennen feinstofflicher Schwingungen und die spirituelle Entwicklung.
Aus diesem Grunde wurde ›die Internationale Akademie für Natürliche Komplementär-Medizin‹ gegründet. In diesem Rahmen werden anspruchsvolle berufliche Fortbildungen und besondere Gesundheitsseminare für eigenverantwortliche Laien veranstaltet und gefördert.

Seminare im Rahmen der ›*Internationalen Akademie für Natürliche Komplementär-Medizin*‹ veranstalten:
NKM, Josef-Brückl-Weg 3, 82031 Grünwald,
Telefon (0 89) 6 41 11 10, Telefax (0 89) 6 41 40 10

Über die Autorin

Ingrid Kraaz von Rohr, ND, ist Heilpraktikerin und Homöopathin. Ihre Schwerpunkte sind Farbtherapie, Kirlianfotografie, Psychologie und Anwendung von Bach-Blüten sowie die sinnvolle Kombination natürlicher Heilverfahren. Ingrid Kraaz von Rohr war über drei Jahre lang Fortbildungsbeauftragte des Fachverbandes der Deutschen Heilpraktiker in ihrem Verbandsbezirk. In den USA erwarb sie den Titel ND (Doctor of Naturopathy). Sie gründete die Internationale Akademie für Natürliche Komplementär-Medizin, die verschiedene Methoden der Naturheilkunde zusammenführt. Sie führt diese Akademie als Studiendirektorin, besitzt und führt eine eigene Praxis und hält regelmäßig Fortbildungskurse für Laien und Behandler(innen) ab. Sie ist als Autorin einiger Standardwerke über Naturheilkunde und der Natürlichen Komplementär-Medizin hervorgetreten. In den Mittelpunkt ihrer Arbeit stellt Ingrid Kraaz von Rohr die Zusammenhänge emotionaler, geistiger und spiritueller Hintergründe in Verbindung zur Erfahrungsheilkunde.

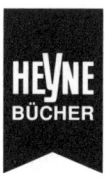

»natürlich gesund«

Bücher für Körper und Seele

Sven-Jörg Buslau
Corinna Hembd
Kombucha - Der Tee mit großer Heilkraft
08/5131

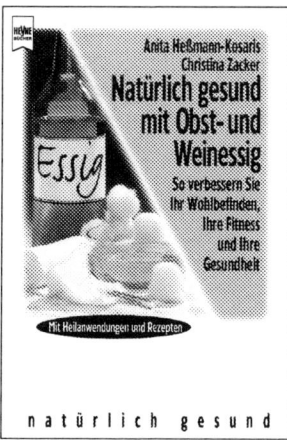

08/5130

Stephen Cummings
Dana Ullman
Das Hausbuch der Homöopathie
08/9088

Ulrike M. Klemm
Reiki - das Handbuch für die Praxis
08/5121

Brigitte Neusiedl
Heilfasten - Harmonie von Körper, Geist und Seele
08/5105

Magda Palmer
Die verborgene Kraft der Kristalle und Edelsteine
08/5043

Dr. Flora Peschek-Böhmer
Colon-Hydro-Therapie
Ein neuer Weg zur umfassenden Entschlackung und zur Heilung chronischer Krankheiten
08/5109

Mechthild Scheffer
Selbsthilfe durch Bach-Blüten-Therapie
08/9517

Dr. Wolf Ulrich
Schmerzfrei durch Akupunktur und Akupressur
08/4497

Heyne-Taschenbücher

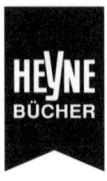

HEYNE BÜCHER

fit & schön

Elsye Birkinshaw
Denken Sie sich schlank
*In 21 Tagen abnehmen
ohne Diät*
08/9414

Stephanie Faber
**Das Rezeptbuch für
Naturkosmetik**
*318 Rezepte zum
Selbermachen*
08/4688

Bernd Göddeke
Kraft- und Bodytraining
*Ernährung – Muskelaufbau –
Übungen*
08/9347

Miranda Llewellyn
**Gymnastik mit dem
Flexaband**
*Das Step-by-Step-
Programm für Schlankheit,
Schönheit, Fitness und
Gesundheit*
08/5135

Christian Meyer
Schlank durch Fingerdruck
*Die neue Akupressur-
methode: diätfrei –
streßfrei – effizient*
08/5013

Ursula Paschen
Fit durch Trennkost
*Alles über diese gesunde
Ernährungsform mit
zahlreichen Rezepten*
07/4653

Chris Stadtlaender
Sisi
*Die geheimen
Schönheitsrezepte der
Kaiserin und des Hofes*
08/5092

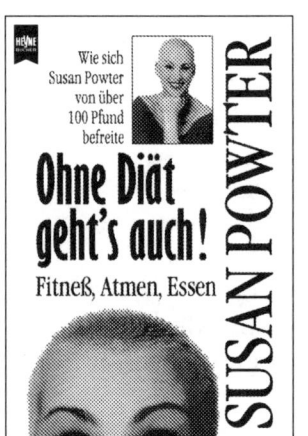

08/5120

Heyne-Taschenbücher